ピック病とその仲間たち
－前頭側頭葉変性症の臨床－

Frontotemporal Lobar Degeneration And Related Disorders

南魚沼市病院事業管理者（ゆきぐに大和病院・南魚沼市民病院）
宮永 和夫

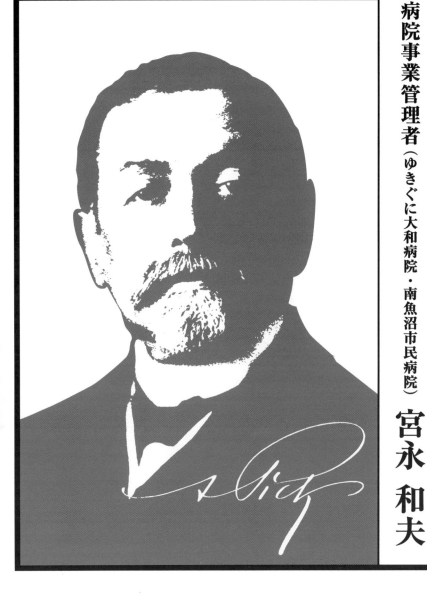

株式会社 新興医学出版社

目　次

はじめに ……………………………………………………………………………… 1

1 ピック病をめぐるはなし …………………………………………………… 2

Ⅰ　ピック病の歴史 ………………………………………………………… 2
1. アーノルド・ピックの報告 …………………………………………… 2
2. アーノルド・ピック以降の報告 ……………………………………… 3
3. ピック病の命名とその後の変遷 ……………………………………… 3
4. 前頭側頭葉変性症（FTLD）の成立 ………………………………… 5
●文献1-Ⅰ　ピック病の歴史 …………………………………………… 6

Ⅱ　神経病理学的所見による前頭側頭葉変性症の分類 ………………… 8
1. タウが関連する疾患 …………………………………………………… 8
2. ユビキチン陽性，TDP-43 陽性の疾患 ……………………………… 10
3. ユビキチン陽性，TDP-43 陰性の疾患 ……………………………… 11
4. ユビキチン陰性，TDP-43 陰性の疾患 ……………………………… 12
●文献1-Ⅱ　神経病理学的所見による前頭側頭葉変性症の分類 …… 12

Ⅲ　前頭側頭葉変性症の疾患分類など …………………………………… 14
1. FTLD の頻度 …………………………………………………………… 14
2. FTLD の年齢別頻度 …………………………………………………… 14
3. 行動異常型前頭側頭型認知症（bvFTD）…………………………… 14
4. 行動異常型前頭側頭型認知症（bvFTD）の臨床類型 ……………… 20
5. 前頭葉の部位の名称 …………………………………………………… 29
6. 巣症状 …………………………………………………………………… 30
7. 原発性進行性失語（PPA）の診断基準 ……………………………… 33
●文献1-Ⅲ　前頭側頭葉変性症の疾患分類など ……………………… 43

Ⅳ　行動異常型前頭側頭型認知症（bvFTD）に類似する疾患 ………… 46
1. 概論 ……………………………………………………………………… 46
2. 神経症状による前頭側頭葉変性症および関連疾患の分類 ………… 47
3. FTLD の臨床上の表現型と遺伝子変異のタイプや脳萎縮部位の関係 … 48
4. 大脳皮質基底核変性症（corticobasal syndrome：CBS/CBD）…… 49

5. 進行性核上性麻痺（progressive supranuclear palsy：PSP）·················· 52
6. 嗜銀顆粒性認知症（argyrophlic grain disease：AGD）··················· 55
7. 神経原線維変化型老年期認知症（senile dementia of the neurofibrillary tangle type：SD-NFT）または神経原線維変化優位型認知症（neurofibrillary tangle predominant dementia：NFTD）··················· 58
8. 前頭葉変性症（dementia lacking distinctive histology：DLDH）··········· 60
9. FTDP-17（frontotemporal dementia and parkinsonism linked to chromosome 17）··················· 62
10. 湯浅－三山病（運動ニューロン疾患を伴う FTD／ユビキチン陽性封入体を持つ FTLD：MNDID）··················· 64
11. C9ORF72 変異遺伝子を伴う FTLD··················· 68
12. その他の関連疾患··················· 69
    1) ニューロフィラメント封入体病／神経細胞性中間径フィラメント封入体病（neuronal intermediate filament inclusion disease：NIFID）··················· 69
    2) 好塩基性封入体病（basophilic inclusion body disease：BIBD）··················· 69
    3) 非定型 FTLD-U（atypical FTLD with ubiquitin-only immunoreactive changes：aFTLD-U）··················· 70
    4) 進行性皮質下グリオーシス（progressive subcortical gliosis）··················· 71
    5) 骨 Paget 病と前頭側頭型認知症を伴う遺伝性封入体筋炎（inclusion body myopathy associated with Paget disease of bone and frontotemporal dementia：IBMPFD）····· 72
    6) chromosome 3 linked frontotemporal dementia（FTDP-3）··················· 72
    7) 石灰沈着を伴うびまん性神経原線維変化症（小坂－芝山病）··················· 73
    8) Presenilin-1 linked frontotemporal dementia··················· 74
    9) dystrophia myotonica／myotonic dystrophy type 3（DM3）：non-DM1, non-DM2 multisystem myotonic disorder with frontotemporal dementia··················· 74
    10) グリア細胞球状封入体を伴う白質タウオパチー（WMT-GGI）··················· 75
    11) 認知症を伴う多系統タウオパチー（MSTD）··················· 75
    12) TARDBP 変異遺伝子を伴う FTLD··················· 75
13. posterior cortical atrophy（PCA）··················· 76
    ●文献[1]- Ⅳ　行動異常型前頭側頭型認知症（bvFTD）に類似する疾患··················· 76

2 前頭側頭葉変性症の臨床類型別事例集 ··················· 80

Ⅰ 意欲低下を中心とした事例 ··················· 80
1. うつ病と診断され，4 年間薬物治療を受けていた症例 ··················· 80
2. 意欲低下から躁転化した症例 ··················· 81

Ⅱ 常同症を中心とした事例 ··················· 82
1. 徘徊が問題となった症例 ··················· 83

  2. 過食・偏食が問題となった症例 …………………………………………………… *84*
  3. アルコール依存症と診断された症例 ………………………………………………… *84*
  4. 弄火が問題となった症例 ……………………………………………………………… *85*

Ⅲ 脱抑制を中心とした事例 ……………………………………………………………… *86*
  1. いわゆる「万引き」行為で発見された症例 ………………………………………… *86*
  2. 交通違反を繰り返す症例 ……………………………………………………………… *87*
  3. 職場での適応障害により気づかれた症例 …………………………………………… *88*

Ⅳ 言語障害を中心とした事例 …………………………………………………………… *88*
  1. 言葉の意味の理解しづらさから始まった症例 ……………………………………… *88*
  2. 言語障害が長期間持続しているが，人格が保たれている症例 …………………… *89*

Ⅴ 記憶障害を中心とした事例 …………………………………………………………… *90*
  1. 記憶障害より行動障害に変化した症例 ……………………………………………… *90*
  2. 記憶障害が中心で，性格変化の目立たなかった症例 ……………………………… *91*

Ⅵ その他の障害を呈した事例 …………………………………………………………… *92*
  1. 幻覚・妄想を呈する症例 ……………………………………………………………… *92*
  2. 自己主張ができずに暴力となってしまった症例 …………………………………… *92*
  ●文献2 - Ⅰ～Ⅳ　前頭側頭葉変性症の臨床類型別事例集 ……………………………… *93*

3 鑑別診断 ………………………………………………………………………………… *94*

Ⅰ アルツハイマー型認知症と前頭側頭葉変性症の鑑別は可能か ……………… *94*
  1. 記憶障害より発症するFTLD ………………………………………………………… *94*
  2. 非定型の病理学的所見を有するFTLD ……………………………………………… *94*
  3. 発症年齢と合併の可能性について …………………………………………………… *95*

Ⅱ ピック病と「ピック球を有しないピック病」の鑑別は可能か ……………… *95*
  1. ピック病とFTLD-TDPの相違点 …………………………………………………… *95*

Ⅲ 分子病理学と臨床医学の今後 ………………………………………………………… *96*
  ●文献3 - Ⅰ～Ⅲ　鑑別診断 ………………………………………………………………… *97*

4 治療 ……………………………………………………………………………………… *99*

Ⅰ 原則 ……………………………………………………………………………………… *99*

Ⅱ 薬物治療 100
1. 認知症の薬物療法のアルゴリズム 100
2. FTLDに対する薬物治療 100
3. その他の薬剤（現在使用されている薬剤）......102
   1）神経細胞増殖作用ないし新生作用を有する薬剤 102
   2）神経細胞保護作用を有する薬剤 103
   3）症候改善作用薬（symptomatic agents）......104
   4）抗酸化作用を有する薬剤，薬物ないし食物 105
   5）補完代替物質 106
   6）今後の薬剤―疾患修飾作用薬や根本治療薬（disease modifying agents）の可能性 ... 106

Ⅲ 非薬物療法とケア（生活支援）......108
1. 環境調整（improvement of living environment）......108
2. ケア（生活支援）：life support 109
3. 非薬物療法（non-drug therapy）......111
   1）認知に焦点を当てたアプローチ 111
   2）感情に焦点を当てたアプローチ 111
   3）刺激に焦点を当てたアプローチ 111
   4）行動に焦点を当てたアプローチ（行動療法的アプローチ）......112
   5）その他のアプローチ 113

Ⅳ 認知症研究において歴史的に重要と思われる文献 113
● 文献 4 - Ⅰ～Ⅳ　治療 117

5 ピック病とその仲間たち―臨床の風景 118

Ⅰ ピック病の臨床と病理の報告（1918年～1935年）......118

Ⅱ 前頭前野の障害でみられる症状群 119
1. 前頭葉と関連する回路 119
2. 背外側部の障害 119
3. 眼窩部の障害 120
4. 内側部と前部帯状回の障害 122

Ⅲ 記憶障害 122
1. 作動記憶 122
2. 記憶に関連する神経回路 124

Ⅳ 注意障害 126

- 1. 注意の容量の減少（持続・維持性の低下） ... 126
- 2. 選択的注意の障害（集中・選択性） ... 126
- 3. 分割・分配性注意の障害 ... 127
- 4. 弁別的注意の障害 ... 127

Ⅴ 情動障害 ... 127
- 1. アパシーとうつ状態の鑑別 ... 127
- 2. 疾患による相違 ... 128

Ⅵ 幻覚・妄想 ... 130
- 1. 幻覚・妄想の内容と頻度 ... 130
- 2. 障害の部位 ... 130

Ⅶ クリューバービューシー症候群（Klüver-Bucy症候群） ... 131

Ⅷ 病識の欠如（loss of insight） ... 131
- 1. 自意識ないし自己の認知 ... 132
- 2. ミラー細胞と他者細胞について ... 133
- 3. 疾病の意識（気づき，自覚，関知：awareness）の障害 ... 133
- 4. 病態失認（unawareness）の分類 ... 133
- 5. 多幸 ... 133
- 6. 紡錘形神経細胞 ... 133

Ⅸ 部位による分類 ... 134
- 1. 前皮質性認知症（前方型認知症） ... 135
- 2. その他の認知症 ... 135

Ⅹ ピック病の病期分類／症状分類 ... 135
- 1. Schneider CによるPick病の病期分類（1929年） ... 135
- 2. Von Braunmuhl A & Leonhard Kによるピック病の分類（1934年） ... 135
- 3. Armando Ferranoによるピック病の分類（1959年） ... 135
- 4. Cummings & Bensonによるピック病の分類（1986年） ... 136
- 5. 黒田重利によるピック病の分類（1997年） ... 136
- 6. ニアリーDらのFTDの診断的特徴 ... 137
- 7. McKhann GMらによる前頭側頭型認知症（FTD）の臨床診断基準 ... 138
- 8. ピック病のスクリーニングテスト（宮永私案：2006年） ... 138
- 9. PSPの診断基準 ... 140
- ●文献⑤-Ⅰ～Ⅹ　ピック病とその仲間たち—臨床の風景 ... 141

おわりに ... 144

Frontotemporal Lobar Degeneration and Related Disorders

Kazuo Miyanaga

© First edition, 2016 published by
SHINKOH IGAKU SHUPPAN CO. LTD., TOKYO.
Printed in Japan

はじめに

　精神医学における疾患単位の概念は，カール・L・カールバウム（Karl L Kahlbaum）が導入し，エミール・クレペリン（Emil Kraepelin）が確立したものである[11]．身体疾患の場合，同一の原因，同一の症状，同一の経過と予後，同一の病理解剖学的所見をもつものを一つの疾患単位としたが，この基本概念は進行麻痺などの梅毒に基づくものである．当然のごとく認知症の分類もこの流れによっている．まず，アントワーヌ・L・ベイル（Antoine L Bayle）により進行麻痺が，次にオットー・ビンスワンガー（Otto Binswanger）らにより脳動脈硬化による認知症が分離された．アルツハイマー型認知症は，ほぼ20年ほど前まで，鑑別診断を行った結果，最後に残る疾患名として控えめに診断されていたが，画像検査や生化学的検査の進歩から，より優先して鑑別疾患となり，逆に，最後に残ったのは，非アルツハイマー型疾患ということになっている．

　他方，ピック病は，非アルツハイマー型認知症の代表として，前頭側頭葉変性症（FTLD）の1型として再登場したが，臨床症状による診断基準はいまだ確立せず，神経病理学の面の発見とともに，神経病理学的疾患分類が年々のように変更されるなど，混沌とした状態が続いている．ここでは，ピック病を含む前頭側頭葉変性症とその関連疾患について，臨床類型別の事例を示すとともに，鑑別診断から治療までをまとめた．資料が少なく，不完全なところは多いと思うが，診断・治療とともに，ケアなどの生活支援の一助になれば幸いである．

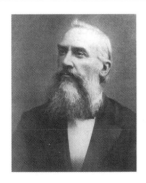
Karl L Kahlbaum
(1828-1899)

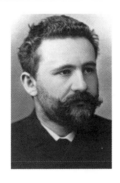
Emil Kraepelin
(1856-1926)

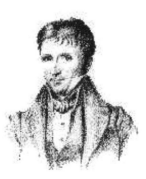
Antoine L Bayle
(1799-1858)

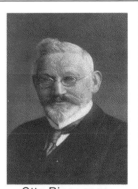
Otto Binswanger
(1852-1929)

1 ピック病をめぐるはなし

I ピック病の歴史

ピック病の歴史は，チェコスロバキアのプラハにあったドイツ人大学の精神科教授アーノルド・ピック（Arnold Pick 1851〜1924））が，1892年に言語障害，記憶障害と意欲低下の臨床症状を呈し，剖検下肉眼的に左側頭葉の限局性脳萎縮を認めた71歳の男性（August H）を報告したことに始まる．その後，長きにわたりピック病は「限局性脳萎縮」と称されていたように，ピックの功績とは，緩徐発症の「変性疾患」の中に，大脳をびまん性に傷害するものだけでなく，限局性に傷害する疾患を発見したことにある．なお，ピックは精神科医であって神経病理医ではないため，病理学的な興味はマクロ解剖の所見ないしスケッチのみにとどまっていた．ピック病が大脳皮質の限局性萎縮とピック嗜銀球とピック細胞の病理組織学的所見を有することを初めて記載したのは，アルツハイマー型認知症（Alzheimer's disease：AD）で有名なアロイス・アルツハイマー（Alois Alzheimer）だが，大成潔や Hugo Spatz らがピック病を疾患単位として定義した際に，ピック嗜銀球の存在を必要条件としなかったことから以後混乱が起きたことは歴史の通りである[1,7]．

1．アーノルド・ピックの報告

1）August H　男性，71歳（1892年報告）[19]

ピックは，この症例をプラハ医学週報に，「老年性萎縮と失語の関係について（ber die Beziehungen der senilen Hirnatrophie zur Aphasie）」と題して報告した．この論文の中で，疾患の部位について，「限局性萎縮過程にのみ起因している」と述べ，進行麻痺や脳血管障害による軟化巣は除

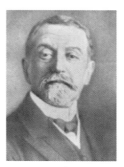

Arnold Pick（1851-1924）

ピックはピック病の初めての症例だけでなく，早発性痴呆（Dementia Praecox）という言葉で，今の破瓜病類似の例を最初に報告している[23]．クレペリン E が精神医学の教科書で用いていたため，彼が作ったものと勝手に思い込んでいた．恥ずかしい限りである．ちなみに，dementia という言葉のほうは，共和制ローマ期の詩人・哲学者のティトゥス・ルクレティウス・カルス（Titus Lucretius Carus, 紀元前99年ごろ - 紀元前55年）に記載されているため，彼が最初に用いたのだろうといわれている．

き，「びまん性の疾患過程としての老人性痴呆（認知症）は局所症状を生じない」というその時代の常識（Carl Wernicke の見解）を覆して，このような失語症の症例を報告している．なお，本症例の経過は池村による抄訳を短縮して下記に引用した[9]．

＜臨床経過＞

68歳　物忘れ出現，漸次進行した．
69歳　（1889年11月初め）食事後「失神発作」で倒れ，数分持続．同様の発作は翌日も見られた．
70歳　（1890年4月初め）発熱せん妄となり，人物誤認と言語異常が出現した．
71歳　（1891年11月11日入院）妻に乱暴したりナイフで脅すなどの行為があり入院．

高度の記憶障害と言語障害が目立った．発語で語彙は保持，言語了解困難，物品呼称困難，

表1 ピックの報告（1898年以降）[3, 12, 13, 20〜22]

発表年	名前	性	年齢	脳萎縮部位
1898	Apollonia Fritsch Karoline Ruzicka	女性 女性	70歳 62歳	左側頭葉の限局性萎縮（上側頭回）とブローカ野 前頭葉の限局性萎縮
1901	Francisca Z	女性	59歳	側頭葉，第三前頭回，角回，島回
1904	Josefa Valchar Anna Jirinec Petronilla Vlasak	女性 女性 女性	58歳 75歳 38歳	左側頭葉 左側頭葉 左側頭葉
1906	Josef Vlasak	男性	60歳	両前頭葉，左側頭葉（第二，三側頭回），左下頭頂回

表2 ピック以降の代表的な報告[23, 25〜27]

発表年	名前	性	年齢	脳萎縮部位	報告者
1926	Anna Bradt Therese Mühlich Rosa Ruge	女性 女性 女性	65歳 67歳 62歳	側頭葉萎縮優位の萎縮 側頭葉に限局した萎縮 前頭葉萎縮優位型（眼窩面，内側面，第一前頭回に著明，特に左に強い）	Georg Stertz
1927	Sophie Greppmager Ida Jatzel Naumann（姓は不詳）	女性 女性 女性	70歳 50歳 47歳	両側側頭葉の萎縮 両側前頭葉全体の萎縮（特に第一，二前頭回の限局性萎縮が高度） 第一，第二前頭回の対称性の萎縮	Carl Schneider

文字理解は不能，書字困難，しかし復唱は可能で，超皮質性感覚失語と診断された．患者は，入院中は終始おとなしく，仰臥位し，他のことに興味を示さなかった．約1ヵ月後（入院16日後）に肺炎で死亡した．

<病理所見>
脳重量は1,150gで，左半球，特に左側頭葉の萎縮が目立った．

2）その後の報告

ピックは，1898年以降1906年までに同様の症例を7例報告している．この中で，前頭葉の萎縮を示す症例は，Karoline RuzickaとJosef Vlasakの2症例で，Apollonia Fritschについては意味性認知症（SD）でなかったかといわれている．なお，これらの症例は，池村および松下の論文を一部変更して引用したものである（表1）[9, 13, 18]．

2. アーノルド・ピック以降の報告

ピックの報告以後も，同様の症例はいろいろな研究者が報告しているが，代表的な研究者は，アルツハイマーの娘婿のGeorg Stertzとナチに協

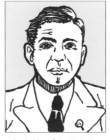

図1 カール・シュナイダー（Carl Schneider 1891-1946）
ピック病の病期別分類は，Carl Schneiderに始まる．なお，シュナイダーはピック病について優れた多くの論文を残し，ピック病研究の展開に大きな影響を与えた．しかし，第二次世界大戦で，ナチの人体実験を主導していたことや自死（自殺）したこともあり，その後のピック病研究の発展に悪い影響も与えた．http://ahrp.org/1939-1945-medicalized-murder/ に実際の写真がある．名前は似ているが，Kurt Schneiderではない（本書 ⑤ ピック病とその仲間たち―臨床の風景にピック病の病期分類がある）．

力したCarl Schneider（図1）と考えられる．表2に彼らの報告の概略を示した[24, 26〜28]．

3. ピック病の命名とその後の変遷

大脳の葉萎縮による症候群を疾患単位としたのは，オランダのGans A[6]（ピックの教え子）で，

1922年に前頭葉萎縮による症状を記述し，ピック萎縮症と呼んだ．その後，1926年に満州医大精神科教授大成潔とドイツ人神経病理学者ヒューゴ・スパッツ（Hugo Spatz）が5剖検例を報告し，神経病理学的な面も含めてピック病と命名した[9, 17]．なお，日本国内では，渡邊道雄が1936年に初めて3例のピック病の報告をしている．また，ピック病の言語障害については古川が1938年に詳細な報告をしている[5]．

なお，大成らが報告の中で，「ピック病にはピック嗜銀球を欠く例もある」と述べたことが，その後のピック病診断の大きな混乱の元になっている．しかし，ピック嗜銀球がピック病以外の疾患，例えば進行麻痺，脳動脈硬化症，脳腫瘍等にも往々にみられたため，この小球の有無がピック病診断確定の根拠にはならないと考えられたのも事実である[16]．いずれにしても，ピック球を認めるものに限定する米国と，ピック球の存在は必要ないとするドイツや日本の病理学者間の意見の対立が近年まで続き，最近の分子遺伝学的研究より，ピック球がある例のみピック病と診断することに最終的に決定された[4, 9, 30]．長きにわたって研究を牽引してきた日独の研究者の業績をみるにつけ，努力が報われなかったことが残念でならない．

● ピックの報告した最初の症例（August H）は本当にピック病なのか ●

ピックの症例報告の多くは失語に関係したものである．August Hなどピックが報告した症例の病理は，共同研究者の病理学者ハンス・キアリー（Hans Chiari）がまとめているが，側頭葉の萎縮が主たる所見としているものの，マクロ解剖の所見のスケッチが中心で，ミクロの報告は，単に「顆粒細胞はみられなかった」とのみ記載している．

キアリーは，August Hを報告する前年の1891年に，「キアリー奇形（Arnold-Chiari malformation）」と現在呼ばれている18歳女子の奇形症例を初めて報告している[19]．顆粒細胞は，小脳や海馬歯状核にみられるものだが，August Hも奇形との研究に関連づけたのだろうか．

ピック嗜銀球やピック細胞の発見がアルツハイマーによることはよく知られているが，その論文をみると，ピックが報告した症例に関するミクロ所見ではなく，自験例の所見と書かれている[1]．

ここで，以下のような疑問が湧く．「ピックが報告した例の多くは，側頭葉優位の萎縮を呈していたことを考えると，現在の分子病理学的分類から推測した場合，FTLD-UないしTDP-43に分類されるのであって，本当の意味のピック病でなかったのではないか」ということである．そのため，たとえキアリーが顕微鏡でAugust Hらの解剖脳を詳細に観察したとしても，ピック嗜銀球はみあたらず，ユビキチンがゴミとして見えただけなのではないだろうか．もちろん，私が思いついたことであるし，偉大な発見を否定するわけではない．

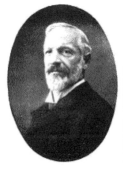 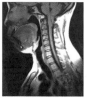

Hans Chiari（1851-1916）
オーストリアの病理学者．
Arnold-Chiari malformation（右図）などで有名．
ピックの共同研究者であった[24]．

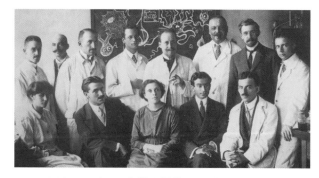

アルツハイマーと彼の同僚　in 1909-1910
後列右から3人目がアルツハイマー，同じく後列右端にレビー小体型認知症のレビー（Lewy），前列右端に，アルツハイマーより前にいわゆるアルツハイマー病の症例を報告しているペルシニ（Perusini）も並ぶ．
(wikimedia, Alzheimer with his co-workers Nervenklinik Munich 1909-1910 より)

4. 前頭側頭葉変性症（FTLD）の成立

　ピック病の概念は，行動障害や人格変化などの症状を示す認知症の臨床診断名とする流れ[29,30]と，病理診断名とする流れ[3]に分かれたまま，定義自体に混乱を含みつつ近年に至った[2]．ピック病を含む前頭側頭葉変性症という症候群／疾患群の概念は，アルツハイマー型認知症の研究に影響を受け，非アルツハイマー型認知症（Non-Alzheimer degenerative dementia：NADD）をいかに分類するかという試みの中で成立したものである．その契機は，1987年にスウェーデンのルンド大学ブルン（Aune Brun）とグスタフソン（Lars Gustafson）らが提唱した非アルツハイマー型前頭葉変性症（Frontal lobe degeneration of non-Alzheimer type：FLD）[8]という名称で，ADの病理所見を有せず，かつピック病とは区別された非特異的病理所見を有する群の報告からである．翌年1988年には，イギリスのマンチェスター王立診療所神経学部門のニアリー（David Neary）らのグループが，前頭葉型認知症（dementia of frontal lobe type：DFT）という名称で，病理学的限定を受けない前頭葉症状を呈する臨床症状群を提唱した[14]．しかし，いずれも疾患概念としては定着せず，類似の臨床と病理所見を示す症例が別の名称で報告されることが続いていた．

1）前頭側頭型認知症（FTD）の誕生

　1994年，ルンド大学とマンチェスター大学の両グループは，1986年と1992年に行った国際カンファレンスをもとに，前頭側頭型認知症（frontotemporal dementia：FTD）という名称で，臨床診断基準とともに3病理類型（ピック型，前

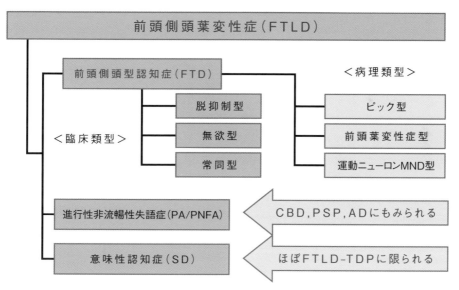

図2　前頭側頭葉変性症と前頭側頭型認知症，進行性失語症の認知症，意味記憶障害型の認知症の関係
　臨床類型は左側の3系（FTD，PA/PNFA，SD）に分けられ，さらにFTDタイプのみ3型（脱抑制型，無欲型，常同型）に細分される．病理類型はFTDのみが，3型（ピック型，前頭葉変性型，運動ニューロンMND型）に区別されている．PA/PNFAとSDでは，いろいろな病理診断が報告されている．

表3　FTLDの臨床類型の頻度

FTLD（前頭側頭葉変性症）	FTD（前頭側頭型認知症）	56%
	PA/PNFA（進行性失語型の認知症）	25%
	SD（語義失語，意味性認知症）	19%

（Johnson JK, et al（2005）Arch Neurol, 62（6）：925-930の報告より引用改変）[10]

頭葉変性症型,運動ニューロン MND 型)という神経病理学的診断基準を共同提唱し,前方型(前頭葉と側頭葉の両者)萎縮を中心とした NADD を包括的に分類した.

2) 前頭側頭葉変性症(FTLD)の誕生

FTD が提唱された 2 年後の 1996 年,マンチェスター大グループのスノウデン(Julie Snowden)らは,前方型萎縮を中心とする NADD に対して,FTD だけでなく失語を伴う認知症(進行性非流暢性失語症 PA/PNFA と意味性認知症 SD)を加え,前頭側頭葉変性症(fronto-temporal lobar degeneration:FTLD)という,より広い包括概念を提唱し,併せて FTD に関しても病理類型とは別に 3 臨床類型(脱抑制型,無欲型,常同型)を追加した(図2).ただし,これらの 3 臨床類型は疾患の進行とともに共存することが多いため,あえて区分しない臨床家も多いのも事実である.

この提案以降,臨床症状と画像所見に基づいて FTD を臨床類型で区分することが可能になった(表3)が,実際は病理類型が先に提唱されたため,病理所見に基づかずに FTD の病理類型の診断名を使用しているのが現状のようである.さらに,1996 年に開催された国際カンファレンスで臨床診断基準の最終的な合意がなされ,1998 年にニアリーらの国際ワークグループにより詳細が報告されたのが,ピック病を含む症候群/疾患群に関する概念としてほぼ世界的に認められたものといえる[15](なお,ニアリーらの診断基準は 137 ページにある).

文 献

1-I ピック病の歴史

1) Alzheimer A (1911) Über eigenartige Krankheitsfälle des späteren Alters. Z Ges Neurol Psychiatr, 4:356-385.
   <説明>神経細胞の原繊維変化や老人斑がみられる症例をアルツハイマー病と自ら述べ,内容の解説をするとともに,葉性萎縮を示す症例をピックの報告と同じものとして報告し,その病理所見として,ピック嗜銀球(argentophile Kugel)やピック細胞,膨面状態などを挙げ,その内容を説明した初めての論文である.アルツハイマーの原著 Über eigenartige Krankheitsfälle des späteren Alters (On certain peculiar diseases of old age) の英訳は,Axel Karenberg und Hans Forstl のホームページにあり,無料で入手可能である.
   (http://www2.psykl.med.tum.de/geschichte_history/Alzheimer_1912.html).

2) Constantinidis J, Richard J and Tissot R (1974) Pick's disease. Histological and clinical correlations. Eur Neurol, 11:208-217.

3) Ferraro A and Jervis GA (1936) Pick's disease. Clinicopathologic Study with report of two cases. Arch Neuropsych, 36 (4):739-767.

4) Fujishiro H, Tsuboi Y, Lin WL, et al (2008) Co-localization of tau and alpha-synuclein in the olfactory bulb in Alzheimer's disease with amygdala Lewy bodies. Acta Neuropathol, 116:17-24.

5) 古川復一(1938)Pick 病ニ於ケル巣症状ニ就イテ.精神経誌 42:368.
   <説明>この論文は,東京都松沢病院 130 周年記念事業選集 1919-1955 わが国精神医学の源流をたどる,日本評論社,東京,2009 による.

6) Gans A (1922) Betrachtungen über Art und Ausbreitung des krankhaften. Prozesses in einem Fall von Piekscher Atrophie des Stimhims. Z Ges Neurol Psychiatr, 80:10-28.
   <説明>初めてピック病と命名をした論文.

7) Graeber MB, Kosel S, Egensperger R, et al (1997) Rediscovery of the case described by Alois Alzheimer in 1911:historical, histological and molecular genetic analysis. Neurogenetics, 1 (1):73-80.
   <説明>前述文献1)の解説の論文.

8) Gustafson L (1987) Frontal lobe degeneration of the non-Alzheimer type. II. Clinical picture And differential diagnosis. Arch Gerontol Geriatr, 6:209-223.

9) 池村義明(2008)ドイツ精神医学の原典を読む.山鳥重ら編:神経心理学コレクション.医学書院,東京.

10) Johnson JK, Diehl J, Mendez MF, et al (2005) Frontotemporal lobar degeneration:Demographic characteristics of 353 patients. Arch Neurol, 62:925-930.

11) Kahlbaum KL (1863) Die Gruppierung der psychischen Krankheiten und die Einteilung der Seelenstörungen. Kafemann, Danzig, Germany.
12) Karenberg A (2001) Zur Frühgeschichte der Pickschen Erkrankung：A long story starting with a short paper. Fortschr Neurol Psychiatr, 69：545-550.
13) 松下正明（2010）Pick 病再考．池田学（編）専門医のための精神科臨床リュミエール 12, 前頭側頭型認知症の臨床．東京，中山書店，pp82-90.
14) Neary D, Snowden JS, Northen B, et al (1988) Dementia of frontal lobe type. J Neurol Neurosurg Psychiatr, 51：353-361.
15) Neary D, Snowden JS, Gustafson L, et al (1998) Frontotemporal lobar degeneration：a consensus On clinical diagnostic criteria. Neurology, 51：1546-1554.
16) 岡良一，道下忠蔵（1958）Pick 氏限局性大脳萎縮の 1 症例．金沢大学十全医学会雑誌，60（7）：1330-1335.
＜説明＞ピック小球はピック病以外の疾患，例えば進行麻痺，脳動脈硬化症，脳腫瘍等にもみられる．そのため，この小球の有無によって診断確定の根拠とするのは無理と述べている．
17) Onari K and Spatz H (1926) Anatomische Beiträge zur Lehre von Pickschen umschriebenen Gro β hirnrinden Atrophie (Picksche Krankheit). Z Ges Neurol Psychiatr, 101：470-511.
＜説明＞大成潔とスパッツ（Hugo Spatz）の論文をピックの限局性大脳皮質萎縮説への解剖学的寄与として訳した．池村は限局性ピック大脳萎縮学説に関する解剖学的寄与（ピック病）と訳した．
18) 大槻美佳，相馬芳明（2004）失語症のタイプ．鹿島ら編：よくわかる失語症と高次脳機能障害．永井書店，大阪，pp47-56.
19) Pick A (1892) Uber die Beziehungen der senilen Hirnatrophie zur Aphasie. Prager Medicinische Wochenschrift, 17：165-167.
20) Pick A (1898) Beiträge zur Pathologie und patholo-gischen Anatomie des Centralnervensystems, Verlag von S. Karger, Berlin, pp15-45.
21) Pick A (1901) Senile Hirnatrophieals grundlage von Herderscheinungen. Wien Klin Wochenschr, 14：403-404.
22) Pick A (1906) Uber einen Symptomenkomplex im Rahmen der Dementia senilis, bedingt durch starkere umschriebene Hirnatrophie (gemischte Apraxie). Monatsschr Psychiat Neurol, 19：97-108.
23) Pick A (1891) Ueber primäre chronische Demenz (so. Dementia praecox) im jugendlichen Alter. Prager medicinische Wochenschrift, 16, 312-315.
24) Rosenfeld M (1909) Die partielle Grosshirnatrophie. J Psychol Neurol, 14：115-130.
25) Schijman E (2004) History, anatomic forms, and pathogenesis of Chiari malformations. Childs Nerv Syst, 20（5）：323-328.
＜説明＞キアリー（Hans Chiari：ウイーンの病理学者）は 1891 年に脳の奇形の一種で，後頭部にある小脳や脳幹の一部が，頭蓋骨から脊椎に落ち込んだ状態になっている，現在キアリー奇形ともいわれる 17 歳の女子の症例を報告している．通常，顆粒細胞は小脳，海馬歯状回，蝸牛神経背側核，嗅結節にみられる．
26) Schneider C (1927) Uber Picksche Krankheit. Mschr Psychiat Neurol, 65：230-275.
27) Schneider C (1929) Weitere Beitrage zur Lehre von der Pickschen Krankheit. Z ges Neurol Psychiat, 120：340-384.
28) Sterz G (1926) Uber die Picksche Atrophie. Z ges Neurol Psychiat, 101：729-749.
29) Tissot R, Constantinidis J and Richard J (1975) La malagie de Pick. Masson, Paris, p58.
＜説明＞病理所見を，① Pick 嗜銀球，細胞質色素融解（achromasia）を伴う Pick 細胞，グリオーシスのすべてがみられる群，② Pick 嗜銀球を欠くもの，Pick 細胞とグリオーシスがみられる群，③ Pick 嗜銀球と Pick 細胞を欠き，単に神経細胞の脱落とグリオーシスのみを認める群の 3 群に分類した．
30) Tsuchiya T, Ikeda M, Hasegawa K, et al (2001) Distribution of cerebral cortical lesions in Pick's disease with Pick bodies：a clinicopathological study of six autopsy cases showing unusual clinical presentations. Acta Neuropathol, 102（6）：553-571.

II 神経病理学的所見による前頭側頭葉変性症の分類

新井らは，FTLDの臨床診断と病理診断および蓄積蛋白の関係を図3のようにまとめている[5]．臨床診断と病理診断名の間は，一対一の対応はなく重複していることや，蓄積蛋白と病理診断名も一対一でないことがわかる．

1．タウが関連する疾患

タウ関連疾患は過剰にリン酸化したタウ蛋白が細胞内に蓄積する症候群である[4,9]．タウ蛋白は神経軸索内の分子量約5万～7万の微小管結合蛋白で，微小管の重合を促進したり安定化する物質である．3リピート（3R）タウ優位なFTLDには，ピック球を伴ったFTLD（ピック病）が含まれる．ただ，ピック病がなぜ3Rタウのみなのかはわかっていない．タウは胎児期には3Rタウの生成が主にみられるが，成長とともに4Rタウの生成がみられ，3Rタウと4Rタウが混在するようになる．その際，3Rタウは微小管形成にかかわり，4Rタウは微小管ネットワークの保持にかかわるといわれている．そのため，タウがリン酸化すると微小管から剥がれて細胞骨格が不安定となったり，モーター蛋白のキネシン（kinesin）の微小管への結合が阻害されることから，軸索輸送障害が起きるといわれている．

4Rタウ優位なFTLDには，大脳皮質基底核変性症と進行性核上性麻痺，嗜銀顆粒性認知症，およびFTDP-17（MAPT）が含まれる．さらに，3Rと4Rタウの両者がみられるFTLDには，Niemann-Pick病（C型）と石灰化を伴うびまん性神経原繊維変化病（小坂 - 芝山病）が含まれるが，ADやダウン症のような疾患でもみられる（表4）[2,6]．以下，臨床症状のタイプ（臨床型）を，行動異常型前頭側頭型認知症（behavioral variant FTD：bvFTD），進行性非流暢性失語症（PNFA），SD，パーキンソン症状，運動ニューロンMNDに分けるとともに，特徴的な症状をまとめて表5に示した．

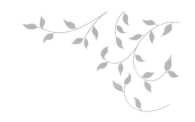

臨床像	関連性	病理診断	蓄積蛋白	割合
前頭葉優位 行動異常型前頭側頭型認知症（bvFTD）		ピック病 大脳皮質基底核変性症／進行性核上性麻痺	タウ	35%
前頭葉優位 運動ニューロンMNDを伴う前頭側頭型認知症		前頭側頭葉変性症（A型） 前頭側頭葉変性症（B型） 前頭側頭葉変性症（C型）	TDP-43	65%
側頭葉優位 進行性非流暢性失語（PNFA）		・ユビキチン封入体を伴う非典型FTLD（aFTLD-U） ・好塩基性封入体病（BIBD） ・神経細胞性中間径フィラメント封入体病（NIFID）	FUS	
側頭葉優位 語義失語（SD）				

図3 前頭側頭葉変性症（FTLD）の臨床像，病理診断，蓄積蛋白の関係[1, 10~12, 16, 18, 19]
臨床像と病理診断の間には重複がある．太線は関係が密にあり，点線は関係があるが，まれであることを示す．
（新井哲明（2012）前頭側頭葉変性症の分子病理．老年期認知症研究会誌，19（3）：60-62 を日本語訳し，一部変更・追加して引用）

表4　タウの区分

3R タウ	
ピック病	FTDP-17 (K257T, L315R, S320F, G389R)
4R タウ	
PSP, CBD, PNLD, AGD	FTDP-17 (R5H, G272V, N279K, L284L, N296N, P301L, S305N)
6R タウ (3R タウ+4R タウ)	
アルツハイマー病, ダウン症, ALS／PDC, ニーマンピック病（C 型）, GSS, Hallervorden-Spatz disease, 小坂-芝山病, Dementia pugilistica（ボクサー脳）	FTDP-17 (V337M, K369I, R406W)

(Brandt R, et al（2005）Biochim Biophys Acta, 1739（2-3）：331-354 より一部改変して引用)[9]

表5　FTLD-tau に含まれる疾患

	臨床症状					
	bv FTD	PNFA	SD	パーキンソン症状	運動ニューロン MND	特徴的な症状など
1. 3R タウ蓄積による FTLD						
1）ピック病（ピック嗜銀球を持った FTLD）	+	+	(+)	+	PLS	①性格変化 ②行動障害
2）MAPT 変異を伴う FTLD	+	(+)	(+)	+	ALS/PLS	
2. 4R タウ蓄積による FTLD						
1）大脳皮質基底核変性症 (CBD)	+	+		+	PLS	①肢節運動失行 ②緩徐進行性失語 ③ピック病 2 型 ※PSP と同じ症状が出現することもある.
2）進行性核上性麻痺 (PSP)	+	+		+	PLS	①古典型：リチャードソン症候群（筋強剛，眼球運動障害，姿勢反射異常） ②パーキンソン型 ③純粋無動型（アキネジアとすくみ足） ④緩徐進行性失語や力動性失語
3）嗜銀顆粒性認知症 (AGD)	+			+	PLS	①記憶障害 ②性格変化
4）認知症を伴う多系統タウオパチー (MSTD)	+					
5）球状グリア封入体を伴う白質タウオパチー (WMT-GGI)[14]	+					
6）MAPT 変異を伴う FTLD	+	(+)	(+)	+	ALS/PLS	①FTD よりパーキンソン症状優位 ②PSP (N279K 変異) では，パーキンソン症状より，ジストニアや開眼失行がみられる. ＊脳萎縮は左右対称のことが多いようである.
3. 3R／4R タウ蓄積による FTLD						
1）神経原線維変化型老年期認知症 (TOD)	+					①記憶障害／人格変化で発症，パーキンソン症状．Fahr 病と鑑別が必要である.
2）MAPT 変異を伴う FTLD	+			+	ALS PLS	

ALS：筋萎縮性側索硬化症，PLS：原発性側索硬化症

2. ユビキチン陽性，TDP-43陽性の疾患

TDP-43（TAR-DNA binding protein 43）は，ユビキチン陽性でRNAの安定化，選択的スプライシングや転写調整の過程（イントロンの除去，エクソンの取捨選択など）に関係する核内タンパク質である．TDP-43陽性の疾患は，封入体のタイプと出現部位によって4型に分類される（図4）[3,15,17]．以下，臨床型を，bvFTD, PNFA, SD, パーキンソン症状，運動ニューロンMNDに分けるとともに，特徴的な症状をまとめて表6に示した．

1）新分類FTLD-TDP-43：Type A（MacKenzie分類Type 1, Sampathu分類Type 3）

TDPの41%を占める．DNsとNCIsの両者が多数，皮質表層部に出現するもので，疾患には，FTDP-17（PGRN遺伝子変異）とALS（FTLD-U／ALS-D）が含まれる．臨床型には，bvFTD, PA, CBD（大脳皮質基底核変性症）がある．

2）新分類FTLD-TDP-43：Type B（MacKenzie分類Type 3, Sampathu分類Type 2）

TDPの34%を占める．NCIs（神経細胞内封入体）が主で皮質の表層と深部に出現するもので，疾患には，第9染色体に連鎖するFTLD-UやFTLD-TDP（ピック球を有しないピック病）の一部が含まれる．臨床型には，bvFTD, FTLD-MND（運動ニューロン疾患を伴うFTLD），ALS（FTLD-U／ALS-D）の一部がある[7]．なお，現在，FTLD-MNDとALS（FTLD-U）は同じ疾患と考えられている．

3）新分類FTLD-TDP-43：Type C（MacKenzie分類Type 2, Sampathu分類Type 1）

TDPの25%を占める．多数のDNs（変性神経突起）が大脳皮質の表層優位に出現するもので，疾患には，FTLD-TDP（ピック球を有しないピック病）の一部が含まれる．臨床型には，意味記憶障害型の認知症（SD）が多く，時には前頭側頭

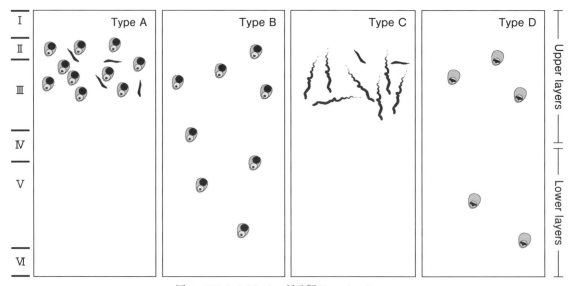

図4　FTLD-TDP43の新分類Type A～Type D
(Tan RH, et al (2013) Acta Neuropathol Commun, 1：33 [18] より引用)

表6 TDP-43陽性の疾患と臨床症状

	臨床症状					
	bv FTD	PNFA	SD	パーキンソン症状	運動ニューロン MND	特徴的な症状など
1) 孤発性のFTLD-TDP／FTLD-U						
（いわゆる「ピック嗜銀球を持たない」ピック病やFTD-MNDを含む）	＋	＋			運動ニューロンMND	TDP-43（TypeA）はFTDに多い．（時にPAもみられる）TDP-43（TypeB）はFTD-MNDに多い．TDP-43（TypeC）はSDが多い．（時にFTD，PAもみられる）
2) 家族性FTLD-TDP						
①PGRN変異を伴うFTLD	＋	＋	（＋）	＋	ALS	TDP-43（TypeA）はFTD, PA, CBDに類似．（時にSDもみられる）※パーキンソン症状は進行してのち出現する．※脳萎縮に左右差がみられることが多いようである．
②VCP変異を伴うFTLD（骨Paget病と前頭側頭型認知症を伴う遺伝性封入体筋炎：IBMPFD）	＋			（＋）		TDP-43（TypeD）健忘で発症．四肢近位筋萎縮，骨肥厚・軟化がある．
③C9ORF72（chromosome 9 open reading frame 72）変異を伴うFTLD[8]	＋	＋	＋	＋	ALS	TDP-43（TypeB）ALSの5〜10％にみられ，欧米人では家族性ALSの約40％にみられる．他の弧発性ないし家族性ALSの大部分はTDP-43陰性．ALS　家族性37%　　　　孤発性6%FTLD　家族性21%　　　　孤発性6%
3) TARDBP変異を伴うFTLD						
（ALSが中心）	（＋）			＋	ALS	TDP-43（TypeB）ALS10に分類．第1染色体1p 36.2に変異を持っている．

型認知症（FTD），進行性失語型の認知症（PA）やALS（FTLD-U／ALS-D）の一部にみられる．

4）新分類 FTLD-TDP-43：Type D （MacKenzie分類 Type 4, Sampathu分類 Type 4）

NIIs（神経細胞核内封入体）が主に出現するもので，疾患は，骨Paget病と前頭側頭型認知症を伴う遺伝性封入体筋炎（IBMPFD）である．

5）その他のTDP-43陽性の顆粒を有する疾患

アルツハイマー型認知症の20〜30％にみられる[13]．他には，レビー小体型認知症，大脳皮質基底核変性症，パーキンソン・認知症コンプレックス，嗜銀顆粒性認知症，小坂－芝山病などにみられる．また，進行性核上性麻痺の一部にもみられるという報告もある．

3. ユビキチン陽性，TDP-43陰性の疾患

TDP-43陰性でユビキチン陽性の疾患は，FUS（fused in sarcoma／translated in liposarcoma：FUS/TLS）陽性と陰性の2つのタイプに分けられる．

以下，臨床型を，bvFTD, PNFA, SD, パーキンソン症状，MNDに分けるとともに，特徴的な症状をまとめて表7に示した．

表7 TDP-43陰性の疾患と臨床症状[11]

	臨床症状					
	bvFTD	PNFA	SD	パーキンソン症状	運動ニューロンMND	特徴的な症状など
1) FTLD-IF						
①好塩基性封入体病 (BIBD)	+					FTDのみ.
②神経細胞性中間径フィラメント封入体病 (NIFID)	+			+	ALS	AD類似の症状を呈するものもある.
③非典型的なFTLD-U (aFTLD-U)	+			+	PLS	AD類似の症状を呈するものもある.
④FUS変異を伴うFTLD	(+)				ALS	
2) FTD-UPS						
①CHMP2B変異を伴うFTLD	+			(+)	(ALS)	FTD-3 (デンマーク家系) といわれる.

表8 ユビキチン陰性, TDP-43陰性の疾患

	臨床症状					
	bvFTD	PNFA	SD	パーキンソン症状	運動ニューロンMND	特徴的な症状など
1) DLDH						
	+					

1) FTLD-IF

ユビキチンとともにFUS遺伝子の異常を伴うもので, 好塩基性封入体病 (BIBD), aFTLD-U, 神経細胞性中間径フィラメント封入体病 (NIFID) などの疾患が含まれる.

2) FTD-UPS

FTD-3 (デンマーク家系) が含まれる. 第3染色体上のCHMP2B (charged multivesicular body protein) の遺伝子変異があり, ユビキチンにより標識されたタンパク質をプロテアソームで分解する系の障害がある. Cairnsらの分類では, ユビキチン・プロテアソームを伴うFTLDとしている[11,12].

4. ユビキチン陰性, TDP-43陰性の疾患

ここには, DLDH (dementia lacking distinctive histology) や進行性皮質下グリオーシスなどの疾患が含まれる. 臨床型はほぼbvFTDである. 最近の報告では, DLDHの多くの症例がユビキチン染色にて陽性であることが確認された結果, DLDHの症例はまれでないかといわれるようになった (原因は抗体の種類や染色方法の不備と考えられている) (表8).

文献

[1]-Ⅱ 神経病理学的所見による前頭側頭葉変性症の分類

1) 秋山治彦, 新井哲明, 長谷川成人 (2010) アルツハイマー病およびレビー小体型認知症におけるリン酸化TDP-43. 最新医学, 65 (7):1625-1631.
2) Amador-Ortiz C, Lin WL, Ahmed Z, et al (2007) TDP-43 immunoreactivity in hippocampal sclerosis and Alzheimer's disease. Ann Neurol, 61 (5):435-445.
3) Arai T, Mackenzie IR, Hasegawa M, et al (2009) Phosphorylated TDP-43 in Alzheimer's disease and dementia with Lewy bodies. Acta Neuropathol, 117:125-136.
4) 新井哲明 (2010) FTLD-tau. 池田学編:専門医のための精神科臨床リュミエール12, 前頭側頭型認知症の臨床, pp91-96.
5) 新井哲明 (2012) 前頭側頭葉変性症の分子病理. 老年期認知症研究会誌, 19 (3):60-62.

6) Ferraro A and Jervis GA (1936) Pick's Disease: Clinicopathologic Study with Report of Two Cases. Arch Neurol Psychiatry, 36 (4): 739-767.

7) Bigio EH (2011) TDP-43 varients of frontotemporal lobar degeneration. J Mol Neurosci, 45 (3): 390-401.

8) Boeve BF and Graff-Radford NR (2012) Cognitive and behavioral features of c9FTD/ALS. Alzheimers Res Ther, 4 (4): 29.

9) Brandt R, Hundelt M and Shahani N (2005) Tau alteration and neuronal degeneration in tauopathies: mechanisms and models. Biochim Biophys Acta, 1739 (2-3): 331-354.

10) von Braunmuhl A and Leonhard K (1934) Ueber ein Schwesternpaar mit Pickscher Krankheit, Z Neurol, 150: 209-241.

11) Cairns NJ, Bigio EH, Mackenzie IR, et al (2007) Neuropathologic diagnostic and nosologic criteria for frontotemporal lobar degeneration: consensus of the Consortium for Frontotemporal Lobar Degeneration. Acta Neuropathol, 114: 5-22.

12) Carns NJ and Ghoshal N (2010) FUS: A new actor on the frontotemporal lobular degeneration stage. Neurology, 74: 354-356.

13) Kadokura A, Yamazaki T, Lemere CA, et al (2009) Regional distribution of TDP-43 inclusions in Alzheimer disease (AD) brains: their relation to AD common pathology. Neuropathology, 29 (5): 566-573.
＜内容＞TDP-43に反応する神経内封入体はアルツハイマー病脳の20〜30％に認められる.

14) Kovacs GG, Majtenyi K and Spina S (2008) White Matter Tauopathy with Globular Glial Inclusions: A Distinct Sporadic Frontotemporal Lobar Degeneration. J Neuropathol Exp Neurol, 67 (10): 963-975, 2008.

15) Mackenzie IR, Shi J, Shaw CL, et al (2006) Dementia lacking distinctive histology (DLDH) revisited. Acta Neuropathol, 112 (5): 551-559.

16) 村山繁雄 (2010) FUS／TLS-ALSの臨床と病理. 臨床神経, 50: 948-950.

17) 永井真貴子, 西山和利 (2012) 筋萎縮性側索硬化症の病態解明と治療戦略. 北里医学, 42: 85-93.

18) Tan RH, Shepherd CE, Kril JJ, et al (2013) Classification of FTLD-TDP cases into pathological subtypes using antibodies against phosphorylated and non-phosphorylated TDP43. Acta Neuropathol Commun, 1: 33 (http://www.actaneurocomms.org/content/1/1/33).

19) 横田修, 土谷邦秋, 寺田整司, 他 (2010) Pick病と前頭側頭葉変性症. 精神医学, 52 (8): 738-754.

III 前頭側頭葉変性症の疾患分類など

1. FTLDの頻度

FTLDは，発症が21歳など若年期の報告もあるが，多くは45～64歳の初老期にみられる[20, 23, 39]．これらの年齢の範囲でFTLDに含まれる全疾患を合計した頻度は10万対4～15人ないし20～25人で，進行性核上性麻痺（PSP）の頻度とほぼ同じある．なお，米国のFTLDは45～64歳の範囲で1万2000～1万8000人，全年齢で2～3万人存在するといわれている．臨床類型は，行動異常型前頭側頭型認知症（bvFTD）が60%弱，PNFAが20%強，SDが20%弱，FTD-MNDが10%にみられるが，LPAはまれのようである[14, 17, 32]（表9）．

2. FTLDの年齢別頻度

Knopmanらの多施設の報告によると，bvFTDは50～60歳台，PNFAは60歳台，SDは60～70歳台と，発症年齢に違いがみられる[17]．Rascovskyらの報告でもbvFTDの発症年齢の60%以上は45～64歳であった[31]（表10）．

3. 行動異常型前頭側頭型認知症（bvFTD）

前頭側頭型認知症（FTD）は，前頭側頭葉変性症（FTLD）の1群として長くニアリーらの基準が用いられてきたが，最近，より精度の高い診断基準がbvFTDと名称が変更され，Katya Rascovskyらにより提案された[30, 31]（表11～15）．これは，ニアリーらの診断基準に準拠しているが，さらにpossible, provable, definiteと信頼性を区別するようになっている．さらに，スノウデンらの提唱した3臨床類型（脱抑制型，無欲型，常同型）も診断基準の一部を用いて区別できる．臨床現場においては，日常生活や社会生活の障害が問題になるので，bvFTDをスノウデンが提唱した3臨床型に分けたうえで，以下に治療と介護および環境調整について述べたいと思う．

表9 FTLDの臨床類型の頻度

FTLD（前頭側頭葉変性症）	bvFTD（行動異常型前頭側頭型認知症）	56～60%
	PNFA（進行性非流暢性失語）	20～25%
	SD（語義失語，意味性認知症）	15～19%
	FTD-MND	10%
	LPA（語減少型進行性失語）	rare（まれ）

(Johnson JK, et al (2005) Arch Neurol, 62 (6): 925-930 [14] の報告，Knopman らの Brain 2008 [17] の報告，Mann D のサテライトシンポジウムの報告を参考に作成)

表10 FTLDの年齢分布

年齢	<50	50～59	60～69	>70	合計
bvFTD	8 (17%)	18 (38%)	15 (32%)	6 (13%)	47
PNFA	0	5 (20%)	14 (56%)	6 (24%)	25
SD	2 (8%)	6 (23%)	8 (31%)	10 (38%)	26
LPA	0	4 (50%)	2 (25%)	2 (25%)	8

(Knopman DS, et al (2009) Brain, 131 (11): 2957-2968, 2008 [17] を参考に作成)

1) 行動異常型前頭側頭型認知症
(Behavioural variant FTD : bvFTD)の診断基準
(1) Possible bvFTD の診断基準

行動異常型前頭側頭型認知症（bvFTD）の診断は，表11のように，ⅠとともにⅡのA. 初期からみられる脱抑制などの行動，B. 初期からみられる無関心や不活発さ，C. 初期からみられる共感や感情移入の喪失，D. 初期からみられる強迫的，儀式的な行動，E. 過食と食行動の変化，F. 神経心理的なプロフィール）の6項目中，最低でも3項目を満たすことである（ただし，臨床症状と心理検査結果による診断の確実さはpossible（25〜50％）のレベルといわれ，可能性は半々でしかない）．

(2) 心理検査

表11の診断基準によると，下記の①と②の低下が認められるが，初期には③と④の低下を認めないようである[21,22]．

①認知機能：一般的な評価には CDR-J（clinical dementia rating：臨床認知症評価法 - 日本版）を，認知症の行動・心理症状（behavioral and psy-

表11 行動異常型前頭側頭型認知症（bvFTD）の診断基準

Ⅰ．神経変性疾患であること
経過観察や現病歴から，行動や認知機能が進行悪化していることを示せること．

Ⅱ．bvFTD の診断を可能とする症状（possible bvFTD の場合）
6項目（A から F）の中から，最低でも3項目を満たすこと．項目の内容は，持続するか，再帰的であること（一度のみとか，まれに起こるだけではいけないという意味がある）．

A．初期からみられる脱抑制などの行動
● A1 から A3 までのうち1つ以上あること．これらは，bvFTD の特徴的な症状である． ● スノウデンらの提唱した3臨床類型内の脱抑制型に該当する．
A1．社会的に不適切な行動 　不適切な接近，知らない人に触ったりキスをする，言葉や身体的な攻撃をする，公衆で裸になったり放尿する．不適切な性的行為をする，万引きや窃盗などの犯罪行為をする． A2．マナーや上品さ（言葉・行為・服装など）の喪失 　適切でないときに笑い声をあげる，ののしりの言葉を吐く，性的ないし卑猥なことをいう，エチケットに欠ける（一列に並べない，大きな口を開けて食べる），相手との間に適当な距離が取れない，社会的な合図に反応しない（会話を止めようと相手が思っても，止めずに話し続ける），衛生や身だしなみに問題がある（悪臭を放ち，汚れ，破れた服を着ている），不作法な行為をする（おならをする，陰部を掻いたり撫でる，歯をほじる，ゲップをする，つばを吐く）． A3．衝動的で，軽率で，不注意な行為 　向こう見ずな運転をする，賭け事をする，盗む（食物，または光っている物），影響の重大さも考えずに物の売り買いをする，個人情報（クレジットカードの情報，社会保障番号）を見境なく他者と分かち合う．

B．初期からみられる無関心や不活発さ
● B1 か B2 のうち1つ以上あること．これらは，bvFTD では最初にみられる症状である． ● スノウデンらの提唱した3臨床類型内の無欲型・意欲低下型の症状の一部に該当する．
B1．アパシー（無関心） 　動機付け・意欲・興味の喪失がみられる．また，受け身で自発性の欠如がある．発動性がなくなるため，重要だったり，以前有益と思っていた活動（仕事や趣味）に関与することを止める． B2．不活発さ 　開始行動が減弱化している（一般の活動を開始したり継続するために，刺激したり，指示を出す必要がある）．例えば，歯を磨くことを始めたり終了するために，特別の指示を必要とする．

（次ページに続く）

表11 行動異常型前頭側頭型認知症（bvFTD）の診断基準（続き）

C. 初期からみられる共感や感情移入の喪失	
● C1 か C2 のうち1つ以上あること．他者の感情表出を読んだり，体験を追想することができないことを意味し，AD との鑑別に有用である． ● スノウデンらの提唱した3臨床類型の無欲型・意欲低下型の症状の一部に該当する．	
C1. 他者の欲求や感情に対する感受性の低下 　他人の感情を了解できなかったり，無関心を示す（他者の痛みや苦悩に対して傷つけるようなコメントをしたり，説明の付かない無視がある）． C2. 社会的な興味，人間的な暖かさ，対人交流の低下 　感情的に関心を示さない（孤立），冷淡である，アイコンタクトが欠如している．親族や友人は患者を異例に冷たいと感じる（接触したり，抱き合ったり，探したりしないため）．	
D. 初期からみられる固執したり，型にはまった，強迫的・儀式的な行動	
● D1 から D3 までのうち1つ以上あること．なお，これらは，他の疾患と区別できる症状である． ● スノウデンらの提唱した3臨床類型内の常同型に該当する．	
D1. 単純な繰り返しの運動 　たたく，拍手する，こする，引っかく，咳払いをする，唇をすぼめる，ぶつぶつ言う． D2. 複雑な繰り返しの運動 　数えたり，掃除をする儀式（日常的な行為），収集，買いだめ，確認，トイレに繰り返し行く行為，物の片づけ，決まった道順を歩く． D3. 型にはまった言葉 　コミュニケーションの価値はないにもかかわらず，習慣的に繰り返される単語・成句・全体の話題・物語	
E. 過食と食行動の変化	
● E1 から E3 までのうち1つ以上あること．これは AD との鑑別に有用である．	
E1. 食物の嗜好の変化 　炭水化物への渇望（特に甘い物）や食物の好き嫌い（固定した，型にはまった，特異的な食物への嗜好）として表れる． E2. 無茶食い，アルコールやたばこの消費量の増大 　大量の食物を摂取したり，飽満でも食べ続ける．また，新たに，強迫的に喫煙したり，アルコールを摂取するようになる． E3. 過食，クリューバー・ビューシー（Klüver-Bucy）症候群 　口唇傾向，食べ物でない物を噛んだりする．	
F. 神経心理的なプロフィール	
● F1 から F3 までのうち1つ以上あること．	
F1. 遂行機能障害がみられる． F2. 比較的エピソード記憶は保たれる． F3. 比較的視空間機能は保たれる．	

（Rascovsky K, et al（2011）Brain, 134（9）：2456-2477[31] より引用改変）

chological symptom of dementia：BPSD）の評価には neuropsychiatric inventory（NPI）を用いる．なお，アルツハイマー型認知症に有用な functional assessment staging（FAST）や behavioral pathology in Alzheimer's disease（BEHAVE-AD）などの評価尺度は，bvFTD を評価するには不適当なため用いない．ただし，改訂長谷川式認知症スケール（HDS-R）や Mini-Mental State Examination（MMSE）はルーチンの検査として，エピソード記憶の確認ばかりでなく，すべての症例で実施すべきである．

②遂行機能：一般的な評価には，前頭葉機能検査

（Frontal Assessment Battery：FAB），ウィスコンシンカードソーティングテスト（Wisconsin Card Sorting Test：WCST），Trail Making Test（TMT）等を用いる．
③エピソード記憶：一般的な検査としてHDS-RやMMSEを，詳細な検査としてウェクスラー記憶検査（Wechsler Memory Scale-Revised：WMS-R）やウェクスラー成人知能検査（Wechsler Adult Intelligence Scale：WAIS-Ⅲ）を用いる．
④空間機能：一般的な検査として，時計描画テスト（CDT）や立方体模写を，やや詳細な検査として，ベンダー・ゲシュタルト・テスト（Bender Gestalt Test）やベントン視覚記銘検査（BVRT）などを用いる．

2）Probable bvFTD の診断基準

bvFTD の診断を確実にするためには，臨床症状と臨床心理検査だけでは不十分で，画像検査が必要不可欠のようである（表12：なお，診断の確実さは65〜75％の意味のため，可能性は大きくなる）．表13は認知症疾患の画像所見の比較であり，参考に示した．

3）Definite bvFTD（100％の意味）

死亡後ないし生検で，特徴的な脳の組織病理学的所見を得るか，血液にて遺伝子診断が行われた場合は，診断は100％確実ということになる（表14）．

表12 Probable bvFTD の診断[31]

Probable bvFTD の場合：A，B，C のすべてを満たす．
A．possible bvFTD の診断を満たす．
B．介護者の報告やADLやIADLの測定（CDR，FAQ，DADなど）で機能障害を確認する．
C．画像所見（C1かC2のうち1つ以上あること）
C1．MRI／CTで前頭葉ないし側頭葉前部の萎縮がみられる．
C2．PET／SPECTで前頭葉ないし側頭葉前部の低血流や代謝の低下がみられる．

表13 代表的な認知症疾患の画像所見[13]

	CT／MRI	SPECT／PET
bvFTD	1）扁桃体の萎縮 2）前頭葉の限局性萎縮 ①凸面 ②眼窩面 3）側頭葉の極，前半部の萎縮	1）前頭葉の血流低下 2）側頭葉前方部（極・下面）の血流低下 3）基底核の血流低下
AD	1）海馬・海馬傍回の萎縮 2）内嗅領の萎縮	1）側頭葉内側部の血流低下 2）頭頂葉の血流低下
DLB	AD に類似（ただし，軽度）	後頭葉の血流低下以外はAD に類似
VaD	ラクナ梗塞，大梗塞像	梗塞巣に一致した血流低下
CBD	1）大脳半球の左右差 2）中心前後回の萎縮	萎縮部位の血流低下

bvFTD：行動異常型前頭側頭型認知症，AD：アルツハイマー型認知症，DLB：レビー小体型認知症，VaD：血管性認知症，CBD：大脳皮質基底核変性症

表14 Definite bvFTD の診断[2, 28, 33]

Definite bvFTD の場合：Aと，BかCのいずれか，を満たす．
A．Possible ないし probable bvFTD の診断基準を満たす．
B．生検や剖検で，タウ封入体，TDP 封入体かFUSの免疫反応がみられる組織病理学的所見がみられる．
C．MAPT, CHMP2B, VCP, PGRN などの病因的な遺伝子変異がみられる．

4）除外診断

A～Cがみられる場合，bvFTDは否定される（**表15**）．他の認知症疾患の所見が認められた場合，bvFTDの診断は否定される．ただし，合併する場合もあり得るため，除外診断は慎重にすべきである．

表15　bvFTDの除外診断[2, 28, 33]

除外診断：AとBかCのいずれか，を満たす
A. 障害のパターンが，せん妄，脳血管障害，脳外傷，感染症，全身性疾患（甲状腺低下症），薬物誘導性障害など他の非変性疾患や身体疾患により合致する．
B. 行動障害がうつ病，統合失調症，双極性障害，老人性精神障害，パーソナリティ障害など，他の精神障害により合致する．
C. 生物学的指標がアルツハイマー型認知症や他の神経変性疾患を強く示唆する[1]．

アーノルド・ピックの写真の怪

ピックの写真は時間をかけてネット検索をしたが，結局2種類しか見つからなかった．一枚は本書の表紙に，もう一枚はピック病の解説（p2）に使うことにした．どちらを表紙に使おうかと悩んでいたところ，ピックの顔の向きが逆なだけで，これらの写真は同じなのではないのかと気づいた．左の写真には下にサインが入っているので，裏ではなさそうである．問題は右の写真である．ウィキペディアのフランス版とオランダ版に載っていた．右向きの写真を180度回転してみると左向きになり，ネクタイも上着も同じである．これは，フランス人やオランダ人の冗談（エスプリ）なのだろうか．とにかく，一枚の写真が2つになってそれぞれいろいろな場所に使われていたのだ．アルツハイマーは幾つもの写真をみかける．家族や同僚との写真もある（p4）．では，ピックの写真は世界で1枚しかないのだろうか（追加「池村義明：ドイツ精神医学の原典を読む，医学書院，2008」の中に若き日のピックの写真が転載されていました．出典は Kertesz A and Kalvach P（1996）．Arnold Pick and German neuropsychiatry in Prague. Arch Neurol, 53（9）: 935-938. です．そのため，写真は少なくとも2枚ありました．訂正します）．

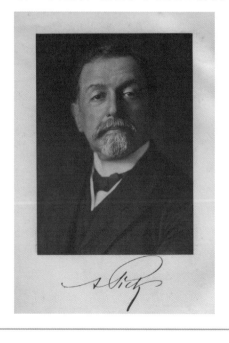

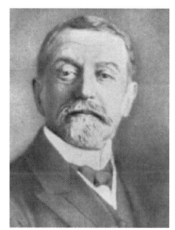

鏡像か？

参考　行動異常型前頭側頭型認知症（bvFTD）の診断基準（原文）

Criteria for Behavioral Variant FTD

In 2011, an international consortium developed revised guidelines for the diagnosis of behavioral variant frontotemporal dementia based on recent literature and collective experience. The following chart delineates the new criteria for bvFTD.

International consensus criteria for behavioural variant FTD

I. Neurodegenerative disease
The following symptom must be present to meet criteria for bvFTD
    A. Shows progressive deterioration of behaviour and/or cognition by observation or history (as provided by a knowledgeable informant).
II. Possible bvFTD
Three of the following behavioural/cognitive symptoms (A-F) must be present to meet criteria. Ascertainment requires that symptoms be persistent or recurrent, rather than single or rare events.
    A. Early* behavioural disinhibition [one of the following symptoms (A.1-A.3) must be present]:
        A.1. Socially inappropriate behaviour
        A.2. Loss of manners or decorum
        A.3. Impulsive, rash or careless actions
    B. Early apathy or inertia [one of the following symptoms (B.1-B.2) must be present]:
        B.1. Apathy
        B.2. Inertia
    C. Early loss of sympathy or empathy [one of the following symptoms (C.1-C.2) must be present]:
        C.1. Diminished response to other people's needs and feelings
        C.2. Diminished social interest, interrelatedness or personal warmth
    D. Early perseverative, stereotyped or compulsive/ritualistic behaviour [one of the following symptoms (D.1-D.3) must be present]:
        D.1. Simple repetitive movements
        D.2. Complex, compulsive or ritualistic behaviours
        D.3. Stereotypy of speech
    E. Hyperorality and dietary changes [one of the following symptoms (E.1-E.3) must be present]:
        E.1. Altered food preferences
        E.2. Binge eating, increased consumption of alcohol or cigarettes
        E.3. Oral exploration or consumption of inedible objects
    F. Neuropsychological profile: executive/generation deficits with relative sparing of memory and visuospatial functions [all of the following symptoms (F.1-F.3) must be present]:
        F.1. Deficits in executive tasks
        F.2. Relative sparing of episodic memory
        F.3. Relative sparing of visuospatial skills
III. Probable bvFTD
All of the following symptoms (A-C) must be present to meet criteria.
    A. Meets criteria for possible bvFTD
    B. Exhibits significant functional decline (by caregiver report or as evidenced by Clinical Dementia Rating Scale or Functional Activities Questionnaire scores)
    C. Imaging results consistent with bvFTD [one of the following (C.1-C.2) must be present]:
        C.1. Frontal and/or anterior temporal atrophy on MRI or CT
        C.2. Frontal and/or anterior temporal hypoperfusion or hypometabolism on PET or SPECT
IV. Behavioural variant FTD with definite FTLD Pathology
Criterion A and either criterion B or C must be present to meet criteria.
    A. Meets criteria for possible or probable bvFTD
    B. Histopathological evidence of FTLD on biopsy or at post-mortem
    C. Presence of a known pathogenic mutation
V. Exclusionary criteria for bvFTD
Criteria A and B must be answered negatively for any bvFTD diagnosis. Criterion C can be positive for possible bvFTD but must be negative for probable bvFTD.
    A. Pattern of deficits is better accounted for by other non-degenerative nervous system or medical disorders
    B. Behavioural disturbance is better accounted for by a psychiatric diagnosis
    C. Biomarkers strongly indicative of Alzheimer's disease or other neurodegenerative process

---

*As a general guideline 'early' refers to symptom presentation within the first 3 years. Table reprinted from Brain; permission granted to AFTD from Copyright Clearance Center. Rascovsky K, et al (2011) Sensitivity of revised diagnostic criteria for the behavioural variant of frontotemporal dementia. Brain, 134(pt9): 2456-2477. Epub 2011 Aug 2.

4. 行動異常型前頭側頭型認知症 (bvFTD) の臨床類型

これは，マンチェスター大グループのスノウデンらが提唱したFTLDの中のFTDの臨床類型で，脱抑制型，無欲型，常同型の3型に分けられる．それぞれに対する診断の目安と治療と介護を以下にまとめた[25]．

1) 脱抑制型 (disinhibition form)
(1) 特徴的な症状

落ちつきなく，無目的な過活動，冷淡で無関心，高度の社会性の喪失などの行動異常が目立つのが特徴である．脱抑制–衝動性のタイプはbvFTDの52%に，社会的ないし道徳規範違反のタイプはbvFTDの50%に認められると報告されている．なお，発達障害や知的障害の一部が類似した行動や反応パターンを呈することがあるため，鑑別すべき疾患として注意すべきである．

(2) 原因病巣

脱抑制–衝動性は前方連合野〜辺縁系，前頭葉眼窩面および内側面の障害，社会ないし道徳規範の違反は，右側腹内側前頭葉皮質–扁桃核の障害といわれている．

(3) 診断の目安

A1か，A2か，A3の症状がある（表16）．
① A1：社会的に不適切な行動
② A2：マナーや上品さ（言葉・行為・服装など）の喪失
③ A3：衝動的で，軽率で，不注意な行為

(4) 環境依存症候群

脱抑制型は，模倣行動や利用行動がみられ，言語によって行為の制御ができない．これを環境依存症候群（environmental dependency syndrome）という．制止命令に応答しない強迫的な模倣行動ないし行動抑制障害である．以下のような行動として認められる．なお，当初は対応困難な症状とみられていたが，筆者は，この症状を逆に利用することがbvFTDに対するもっとも強力かつ有効な治療手段と考えている．

①模倣行動

医師や心理士などの試験者と同じように，手を挙上する，床に座る，机の上に足をのせる，首をかしげる．

②利用行動（眼前に置かれた道具を強迫的に使用する）

櫛があれば髪を梳かす，食品は口に入れる，複

表16 脱抑制型の診断の目安：行動異常型前頭側頭型認知症 (bvFTD) の診断基準改訂版の一部 (A) [31]

A. 初期からみられる脱抑制などの行動
（A1からA3までのうち1つ以上あること．なお，これらは，bvFTDの特徴的な症状である）
A1．社会的に不適切な行動
①不適切な接近，知らない人に触ったりキスをする，②言葉や身体的な攻撃をする，③公衆で裸になったり放尿する．④不適切な性的行為をする（不適切な性行動，公然猥褻，性的批評をしたり接近する），⑤万引きや窃盗などの犯罪行為をする．
A2．マナーや上品さ（言葉・行為・服装など）の喪失
①適切でない時に笑い声をあげる，ののしりの言葉を吐く，性的ないし卑猥なことをいう，②エチケットに欠ける（一列に並べない，大きな口を開けて食べる），③相手との間に適当な距離が取れない，④社会的な合図に反応しない（会話を止めようと相手が思っても，止めずに話し続ける），⑤衛生や身だしなみに問題がある（悪臭を放ち，汚れ，破れた服を着ている），不作法な行為をする（おならをする，陰部を掻いたり撫でる，歯をほじる，ゲップをする，つばを吐く）．
A3．衝動的で，軽率で，不注意な行為
①向こう見ずな運転をする（運転違反・当て逃げを含む），②賭け事をする，③盗む（食物，または光っている物），④影響の重大さも考えずに物の売り買いをする，⑤個人情報（クレジットカードの情報，社会保障番号）を見境なく他者と分かち合う．

数の眼鏡を全部をかけようとする．
③その他の行動
a．スイッチを見れば押す，隙間があるとものを入れ込む．
b．車のナンバープレートや看板の文字を見ると，いちいち読んでしまう．
c．洗濯物が1枚あると，洗濯し，乾燥させた後，再び洗濯機に入れる（再帰的行動）．
d．他患への質問に答えてしまう．
(5) 治療
①薬物療法（表17, 18）
a．抗認知症薬：メマンチン，ガランタミン，リバスタッチ・エクセロンが有効な場合がある．しかし，ドネペジルではBPSDが悪化しやすいので使用は慎重にすべきである．
b．抗精神病薬：表18のような非定型抗精神病薬（クエチアピン，リスペリドン，ペロスピロン，オランザピン）とチアプリドが有効である．なお，抗精神病薬は，ほぼすべての薬剤がパーキンソン症状を呈するため，嚥下障害，歩行障害，起立性低血圧，手指振戦，便秘に注意すべきである．
c．抗てんかん薬：特に衝動行為や暴力行為については，バルプロ酸，カルバマゼピン，ラモトリギン（ラミクタール®）が有効な場合がある．
d．その他：漢方薬の抑肝散や抑肝散加陳皮半夏が有効である．

表17 脱抑制型に有効と思われる薬剤[6]

標的症状	薬物	抗精神病薬 定型	抗精神病薬 非定型	抗うつ薬 三・四環系等	抗うつ薬 SSRI SNRI	抗不安薬	睡眠薬	脳循環改善薬	抗認知症薬	抗てんかん薬	漢方薬
脱抑制	a．興奮・易怒	○	◎	×	△	○	○	△	△	○	○
	b．衝動・暴力	○	○	△	○	△	△	−	△	◎	△
	c．規則違反	△	△	−	−	−	−	△	△	△	−
	妄想	○	○	○	○	△	△	−	△	×	△

◎：著効，○：有効，△：一部有効，×：無効ないし悪化，−：使用経験なし

表18 抗精神病薬の種類と使用可能な症状

作用機序など	薬物名	想定される認知症への使用	特徴・注意点	半減期（時間）	用量*
SDA	リスペリドン	焦燥，興奮，攻撃性または精神病症状	高血糖あるいは糖尿病を合併している場合は第1選択．DLBではパーキンソン症状の悪化を示しやすいため注意	20〜24	0.5〜2.0mg
	ペロスピロン	焦燥，興奮，攻撃性または精神病症状	抗不安薬，眠前薬として使用可．高血糖／糖尿病合併例では慎重投与	α1〜3, β5〜8	4〜12mg
Loose binding	クエチアピン	焦燥，興奮，攻撃性または精神病症状	パーキンソン症状がある場合とDLBでは第1選択．眠前薬として使用可．高血糖／糖尿病合併例では禁忌．	6〜7	25〜100mg
MARTA	オランザピン	焦燥，興奮，攻撃性または精神病症状	眠前薬としては用いない．高血糖／糖尿病合併例では禁忌．	22〜35	2.5〜10mg
Dopamine partial agonist	アリピプラゾール	焦燥，興奮，攻撃性または精神病症状	眠前薬としては用いない．高血糖／糖尿病合併例では慎重投与．	47〜68	3〜9mg

*用量は添付文書，国外の文献およびエキスパートオピニオンを参考，SDA：セロトニン・ドパミン拮抗薬，MARTA：多受容体作用抗精神病薬
（平成24年度厚生労働科学研究費補助金厚生労働科学特別研究事業　認知症，特にBPSDへの適切な薬物使用に関するガイドライン作成に関する研究班：かかりつけ医のためのBPSDに対応する向精神薬使用ガイドライン[9] より引用）

表19 脱抑制型に有効と思われる非薬物療法

1. 認知に焦点をあてたアプローチ	
①現実見当識療法　reality orientation training（ROT）	－
②認知リハビリテーション　cognitive rehabilitation	－
2. 感情に焦点をあてたアプローチ	
①バリデーション療法　validation therapy	△
②回想法　life review	－
3. 刺激に焦点をあてたアプローチ	
①音楽療法　music therapy	△
②芸術療法（絵画，陶芸など）arts therapy	△
③ペット療法　animal assisted therapy	△
4. 行動に焦点をあてたアプローチ（行動療法的アプローチ）	
①認知行動療法　behavioral & cognitive therapy	○
②リハビリテーション　rehabilitation（ADL therapy, occupational therapy）	○
5. その他のアプローチ	
①運動療法（有酸素運動など）functional therapy	○
②光療法　phototherapy／light therapy	－
③温泉療法　balneotherapy	－
6. 環境整備　improvement of living environment	○

○：有効，△：一部有効，－：使用経験なし

②非薬物療法（**表19**）

a. 通常は刺激の制限を必要とするが，音楽療法，リハビリテーション，簡単な作業等を少人数で実施する場合はその限りではない．ただし，本人の職歴，趣味，実施時の反応などを参考にして，短時間から始める．

b. 環境依存症候群を利用することになる．例えば，皆と同じことをする，真似ることが基本的な行動パターンである．この模倣を利用して，悪い習慣を良い，望ましい習慣に変更させる．

c. 運動療法は有効である．常同化することが多いので，危険のない場所や散歩のルートを，最初の試行のときに考える必要がある．

d. 認知行動療法では，トークンエコノミーなど狭義の行動療法が有効なことがある．

(6) 介護と環境調整

①介護

　過度な支援や指示などの介入を避ける．また，拒否がある場合も，無理な介入は避ける．

a. 興奮・易怒
- 叱らずに，興奮のおさまるのを待ち，何が原因か本人に尋ねる．
- 興奮が続く場合には，場所を移して気分転換を図る．また，一時的に刺激の少ない個室に退避させることが有効なこともある．
- 運動が不足している可能性があるので，体力に合わせて運動をさせる．
- 原因を訴えられない場合，どのような要求を，どのような時間や場所でしているかを調べて，推測する．

b. 暴力
- 自分の欲求や希望が通らない，または他人に理解されないと感じて，生じることが多いようである．コミュニケーションをしっかりと取ることが大切である．
- 不当な扱いを受けた恐怖などが関連している場合や，妄想に基づく（例えば，物を盗んだと他人を責めることなど）場合は，信頼が得られるような関係づくりから始める．
- 介護者が落ち着いた対応をする．入所者同士のトラブルでは，一方に非があったとしても，偏らず公平な立場を保ちながら，双方の訴えに耳を傾け（傾聴），何が原因かを確かめる．
- 早く興奮を鎮めるために刺激を減らす．場所を

移し個室に隔離するのが有効である．
- 気持ちをまぎらわすように，いろいろな活動やレクリエーションを勧める．

c．衝動行為
- 外出する場合は，一人でなく一緒に出かけ，見守る．
- 予定通りのスケジュールを立て，途中で別のことをしないようにする．

d．規則違反
- 規則をていねいに説明した後，やさしい文章で書き，本人の部屋の中で，本人が気づくところに掲示する．

②環境調整

環境依存症候群の症状がみられるため，特に，刺激の制限が有効である．しかし，過度な刺激を避けるべきだが，行動化や反応を沈静化する刺激もあるので，日常生活でBPSDの生じる場面を分析し，それぞれの場面での有害因子を取り除き，沈静化する有効な因子を見つける努力をすべきである．

また，環境要因として，徘徊や興奮などの行動障害があっても，抑えたりせずに，身体的に危険がない場所を提供することが大切である．

2）無欲型（apathetic form）

(1) 特徴的な症状

無気力，自発性・意欲の低下，無頓着，融通性なく保続的な症状が特徴で，早期に失禁がみられる．無欲－無為型はbvFTDの62～89％に認められるが，感情鈍麻，感情移入の減少については頻度の記載はない．

(2) 原因病巣

無欲－無為のタイプは前部帯状回または前頭葉穹隆面（背外側面）の障害，アパシーのタイプは右側BA10野と関係するといわれる．また，感情鈍麻，感情移入の減少は，右側VMPC（腹内側前頭葉皮質）と側頭葉前方領域に障害があるといわれている．

(3) 診断の目安

BとCの症状があることである（表20）．
①B：アパシー（無関心・意欲低下）か不活発さ

表20 無欲型の診断の目安：行動異常型前頭側頭型認知症（bvFTD）の診断基準改訂版の一部（B＆C）[31]

B．初期からみられる無関心や不活発さ 　（B1かB2のうち1つ以上あること．なお，これらは，bvFTDでは最初にみられる症状である）
B1．アパシー（無関心・意欲低下） 　①動機付け・意欲・興味の喪失（物や出来事）がみられる．②受け身で自発性の欠如がある．③発動性がなくなるため，重要だったり，以前有益と思っていた活動（仕事や趣味）に関与することを止める．例えば，平気で会社を早退したり，家庭では家事をまったくしない．
B2．不活発さ 　①開始行動が減弱化している（一般の活動を開始したり継続するために，刺激したり，指示を出す必要がある）．例えば，歯を磨くことを始めたり終了するために，特別の指示を必要とする．自己の衛生や整容ができなくなる（poor self-care）．②空腹でも自発的に食べ物を探さない．③運動維持困難（BA6，BA8野を中心とする領域，前頭葉弁蓋部と深部白質・基底核が関与）．視線の固定（中央や側方）が困難だったり，開口，挺舌，長い発音，上肢挙上が続かない．また，指示し続けないと食事を止めてしまったり，話の途中で黙ってしまうなど．④無為（abulia）・無動（akinesia）
C．初期からみられる共感や感情移入の喪失 　（C1かC2のうち1つ以上あること．他者の感情表出を読んだり，体験を追想することができないことを意味し，ADとの鑑別に有用である．）
C1．他者の欲求や感情に対する感受性の低下 　①他人の感情を了解できなかったり，無関心を示す（他者の痛みや苦悩に対して傷つけるようなコメントをしたり，説明のつかない無視がある）．②無表情である．③無関心，無頓着，無感動はうつ病と誤診される．
C2．社会的な興味，人間的な暖かさ，対人交流の低下 　①感情的に関心を示さない（孤立），②冷淡である，③社交性がなくなり，引きこもる（social withdrawal）．④アイコンタクトが欠如している．⑤親族や友人は患者を異例に冷たいと感じる（接触したり，抱き合ったり，探したりしないため）

がある.
② C：他者の欲求や感情に対する感受性の低下か，社会的な興味，人間的な暖かさ，対人交流の低下がある.

(4) 治療
① 薬物療法（表21）
　抗認知症薬，抗精神病薬，抗うつ薬，脳循環改善薬が有効なことがある.

a. 抗認知症薬：ドネペジル，ガランタミン，リバスチグミンで改善することがある．メマンチンについては，眠気の副作用を生じない範囲の投与量で改善することがある．

b. 抗精神病薬：少量の非定型精神病薬（リスペリドン，アリピプラゾールなど）で改善することがある（表18）.

表21　無欲型に有効と思われる薬剤[6, 9]

標的症状		抗精神病薬		抗うつ薬		抗不安薬	睡眠薬	脳循環改善薬	抗認知症薬	抗てんかん薬	漢方薬
	薬物	定型	非定型	三・四環系等	SSRI SNRI						
うつ状態	a. 意欲低下	△	○	○	◎	△	×	○	○	×	△
	b. 抑うつ気分	×	○	○	◎	○	○	○	△	×	○
	c. 不安・焦燥	○	△	△	○	◎	◎	△	△	△	○

◎：著効，○：有効，△：一部有効，×：無効ないし悪化

c. 抗うつ薬：意欲改善作用の強い薬剤を中心に用いる．なお，Kielholzの模式図には最近の抗うつ薬が含まれていないため限定的だが，ノリトリプチリン，マプロチリン，クロミプラミンなどの抗うつ薬に意欲亢進作用が認められるようである．ただし，抗コリン作用は認知機能を低下させるため，三環系抗うつ薬は副作用を考慮し用いるべきでない（表22）.

表22　抗うつ薬の種類と使用可能な症状

作用機序など	薬物名	想定される使用	特徴・注意点	用量
SSRI	フルボキサミン	うつ症状，FTDの脱抑制，情動行動，食行動異常	・分3，食直後の服用 ・開始時悪心や嘔吐が出現することあり ・高齢者では慎重投与	25-50〜75-100mg
	パロキセチン	うつ症状，FTDの脱抑制，情動行動，食行動異常	・うつ病とうつ状態では用量は右記．原則1週ごとに10mg/日ずつ増量 ・高齢者では慎重投与（SIADH, 出血のリスク増） ・分1，夕食直後の服用 ・開始時悪心や嘔吐が出現することあり	10〜40mg
	セルトラリン	うつ症状，FTDの脱抑制，情動行動，食行動異常	・分1 ・高齢者では慎重投与	25〜50mg
	エスシタロプラム	うつ症状，FTDの脱抑制，情動行動，食行動異常	・分1，夕食後，QT延長例は禁忌，肝機能障害，高齢者では10mgを上限が望ましい．	10mg
SNRI	ミルナシプラン	うつ症状	・分3，MAO阻害薬との併用は禁忌 ・前立腺疾患等合併例では尿閉が起きることあり．	15〜60mg
	デュロキセチン	うつ症状，舌などの痛みを訴える心気症状に効果がある可能性あり	・分1，夕食直後の服用 ・SSRI類似の消化器症状が副作用として出現することあり． ・高度の肝・腎機能障害では禁忌 ・高齢者では慎重投与	20〜40mg

（次ページに続く）

表22 抗うつ薬の種類と使用可能な症状（続き）

作用機序など	薬物名	想定される使用	特徴・注意点	用量
NaSSA	ミルタザピン	うつ症状，抗不安作用，睡眠障害の改善，食欲改善効果	・分1，眠気が出やすい，眠前投与 ・高齢者では血中濃度上昇のリスクあり，慎重投与	7.5〜30mg
三環系	アモキサピン	うつ症状（SSRI無効時）	・抗コリン作用，弱心毒性	25〜75mg
四環系	ミアンセリン	せん妄，不眠	・弱抗コリン作用，鎮静効果 ・心毒性なし，分1で眠前投与も可	10〜30mg
異環系	トラゾドン	焦燥，不眠	・抗コリン作用，心毒性なし ・眠気のため就寝前に投与も可 ・1〜数回分服，高齢者では安全性未確立	25〜100mg

- 用量についてはわが国のデータはないため添付文書およびエキスパートオピニオンより引用
- FTD：前頭側頭型認知症，SSRI：選択的セロトニン再取り込み阻害薬，SNRI：セロトニン・ノルアドレナリン再取り込み阻害薬，NaSSA：ノルアドレナリン作動性・特異的セロトニン作動性抗うつ薬
- FTDの脱抑制，情動行動，食行動異常に対してSSRIが有効という症例報告

（平成24年度厚生労働科学研究費補助金（厚生労働科学特別研究事業） 認知症，特にBPSDへの適切な薬物使用に関するガイドライン作成に関する研究班：かかりつけ医のためのBPSDに対応する向精神薬使用ガイドライン[9]より引用）

②非薬物療法（表23）

a. リハビリテーションでは，趣味・レクリエーションなどが日常生活リズムの確立とともに，日常生活動作能力の維持や改善に有用である．

b. 運動療法は，サルコペニアを予防するとともに，覚醒レベルを上げ，規則的な日常生活リズムを作り，さらには意欲を高めるのに有用である．

c. 音楽や芸術療法などは，本人の趣味や興味を引き起こして，意欲を高める．

d. その他：光療法は覚醒レベルを上げ，温泉療法は物理・化学作用によりサルコペニアの予防や覚醒レベルなどの改善に有用である．

表23 無欲型に有効と思われる非薬物療法

1. 認知に焦点をあてたアプローチ	
①現実見当識療法　reality orientation training（ROT）	−
②認知リハビリテーション　cognitive rehabilitation	−
2. 感情に焦点をあてたアプローチ	
①バリデーション療法　validation therapy	△
②回想法　life review	△
3. 刺激に焦点をあてたアプローチ	
①音楽療法　music therapy	△
②芸術療法（絵画，陶芸など）arts therapy	△
③ペット療法　animal assisted therapy	△
4. 行動に焦点をあてたアプローチ（行動療法的アプローチ）	
①認知行動療法　behavioral & cognitive therapy	△
②リハビリテーション　rehabilitation（ADL therapy, occupational therapy）	△
5. その他のアプローチ	
①運動療法（有酸素運動など）functional therapy	△
②光療法　phototherapy／light therapy	△
③温泉療法　balneotherapy	△
6. 環境整備　improvement of living environment	△

△：一部有効，−：使用経験なし

(5) 介護と環境調整
①介護
a. 意欲・興味低下
- 常時声かけをして皆の活動に参加を促し，一人で放置しない．また，本人が興味を持つものを探すが，押しつけや強要はすべきではない．

b. 受け身・自発性低下
- 常時の声かけが必要である．一日の必要なスケジュールを作り，活動開始ごとに声かけやアラームなどの刺激を与えて，日常生活リズムを作る．
- デイサービスなどへの参加は，無為などを改善させる．

c. 不安・焦燥
- 訴えに耳を傾け，不安の要因を把握する．
- 不安や焦燥の原因となっているものについて，本人の相談に乗る．
- 安心できる人の付き添いや，落ち着ける場所を探す．

②環境調整
日中は適切な刺激を持続的に与え，精神・身体共に活動させることが必要である．また，睡眠覚醒リズムの維持・確立をめざす．

3）常同型（stereotypic form）
(1) 特徴的な症状
同じ行動や言葉があり，強迫的で儀式的な行動傾向がみられるのが特徴である．なお，常同的，強迫的行為は初期からみられる．食事や食行動に関する常同行為は，80％にみられる．また，行為を制すると苛立ったり怒る行動がみられる（ただし，自己内に葛藤はない）．

(2) 原因病巣
下部前頭前野，前部帯状回，線条体にある．ただし，前頭葉の萎縮は軽く，線条体や側頭葉の萎縮が中心といわれている．

(3) 診断の目安
D1か，D2か，D3の症状がある（表24）．
① D1：単純な繰り返しの運動
② D2：複雑な繰り返しの運動
③ D3：型にはまった言葉

表24 常同型の診断の目安：行動異常型前頭側頭型認知症（bvFTD）の診断基準改訂版の一部（D）[31]

D. 初期から固執したり，型にはまった，強迫的，儀式的な行動 （D1からD3までのうち1つ以上あること．なお，これらは，他の疾患と区別できる症状である）
D1. 単純な繰り返しの運動 ①たたく，②拍手する，③こする，④引っかく，⑤咳払いをする，⑥唇をすぼめる，⑦ぶつぶつ言う，⑧物を触ったり，つまんだりする，⑨スイッチの点滅を繰り返す，⑩自傷行為（抜毛症，咬傷，指で傷をほじる）
D2. 複雑な繰り返しの運動 ①数を数える，②掃除をする儀式（日常的な行為），③収集・ため込み，④買いだめ，⑤確認，⑥トイレに繰り返し行く行為，⑦物の片づけ，⑧決まった道順を歩く（周徊ないし常同的周遊），⑨毎日または毎回，同じ食事・献立を作る，⑨同じ食物しか食べない（常同的食行動異常），⑩時刻表的（杓子定規）に，規則的で決まった生活をする．⑪病的賭博（ギャンブルが止められない）
D3. 型にはまった言葉 ①コミュニケーションの価値はないにもかかわらず，習慣的に繰り返される単語・成句・全体の話題・物語，②反復言語，③反復的に習字をする

(4) 治療

①薬物療法（表25）

抗精神病薬や抗うつ薬が有効な場合がある．
a．抗認知症薬：ドネペジル，ガランタミン，リバスチグミン，メマンチンのいずれも有効な場合がある．
b．抗精神病薬：定型，非定型抗精神病共に有効なことがある（表18も参照のこと）．
c．抗うつ薬：三環系も含めて，ほとんどの抗うつ薬で有効な場合があるが，副作用を考え，SSRIやSNRIが勧められる．特に固執や強迫行為などの症状に有効である（表22を参照）．

表25 常同型に有効と思われる薬剤[6, 9]

薬物 標的症状	抗精神病薬		抗うつ薬		抗不安薬	睡眠薬	脳循環改善薬	抗認知症薬	抗てんかん薬	漢方薬
	定型	非定型	三・四環系等	SSRI SNRI						
1. 常同	△	○	○	○	△	×	△	△	―	―
2. 徘徊	◎	○	×	△	○	○	○	△	△	△
3. 妄想	○	○	○	○	△	△	―	△	×	△

◎：著効，○：有効，△：一部有効，×：無効ないし悪化，―：使用経験なし

②非薬物療法（表26）

a．他の行動に転化する目的で，趣味・レクリエーション，運動療法が用いられ，有効なことがある．
b．過食は環境整備を中心に対応すべきである．食欲抑制薬を使用しても効果は一時的である．

表26 常同型に有効と思われる非薬物療法

1. 認知に焦点をあてたアプローチ	
①現実見当識療法　reality orientation training（ROT）	―
②認知リハビリテーション　cognitive rehabilitation	―
2. 感情に焦点をあてたアプローチ	
①バリデーション療法　validation therapy	△
②回想法　life review	△
3. 刺激に焦点をあてたアプローチ	
①音楽療法　music therapy	△
②芸術療法（絵画，陶芸など）arts therapy	△
③ペット療法　animal assisted therapy	△
4. 行動に焦点をあてたアプローチ（行動療法的アプローチ）	
①認知行動療法　behavioral & cognitive therapy	○
②リハビリテーション　rehabilitation（ADL therapy, occupational therapy）	○
5. その他のアプローチ	
①運動療法（有酸素運動など）functional therapy	○
②光療法　phototherapy／light therapy	―
③温泉療法　balneotherapy	―
6. 環境整備　improvement of living environment	○

○：有効，△：一部有効，―：使用経験なし

(5) 介護と環境調整

①介護

a. 常同
- 危険がない限り，行動は制止するのでなく，周囲の環境で危険な場所を見つけ，転倒などがないように対応する．
- 収集癖や万引きなどが伴う場合は，施設や病院に入院させ，悪い習慣を良い習慣に変える（転地療法）．
- 施設内や自宅内で，他のレクリエーションやリハビリに変換させるように勧める．

b. 徘徊
- 行動の目的や理由を聞き，解決するために一緒に努力をする．
- むやみに止めると興奮を助長する．そのため，危険がないように障害物をなくして，そのまま様子をみる（転倒の危険性がないこと，他の患者に対する暴力行為などの問題がないことが前提条件である）．

c. 妄想
- 他人が見えたり聞こえたりしない幻であっても，本人には実際に見えたり聞こえたりしている．本人がうそを言っているわけではないので，荒唐無稽なことと否定しないことが大切である．まず，見えたり聞こえている事実を受け入れる．そうすることによって，患者は安心して話すことができる．
- 気分転換・場面を変えて，他のものに気持ちが向けられるようにする．

②環境調整

a. 不安を感じたり違和感を感じずに安心して居られる場所であるべきである．
b. 徘徊などの行動障害があっても，身体的に危険がない場所を提供すべきである．
c. 認知機能の低下に配慮した構造を提供すべきである．

● 初めての前頭葉障害を呈する患者の報告 ●

Eslinger PJ, Damasio AR（1985）[5]は，前頭葉の障害で，決断や計画の障害を示した症例 EVR を報告している．症例は，前頭葉髄膜腫の患者で，行動ののろさと無計画性を示し，仕事のできない例であった．具体的には，仕事に行く準備で2時間もかかったり，ひげそりと洗髪だけで一日を費やしていた．外食のときも，レストランの席の場所や，メニューの内容，雰囲気などを数時間も話していたり，レストランの混み具合を車で見にいくが，どこがいいか決定できなかったという．一方で，臨床心理検査では，WAIS-Ⅲの全 IQ は 125，WMS-R の MQ（記憶指数）は 143 と正常以上で，他の知能テストにも異常がなかったと述べられている[5]．現在，このような症例は高次脳機能障害といわれる．

5. 前頭葉の部位の名称（表27，図5〜7）

FTDに関係する前頭葉の部位の名称と位置についてまとめた．ただし，**表27**のように区別されているものの，書籍によっては曖昧に使われるため注意が必要である．前頭前野には，ブロードマン領域（BAと略）の8，9，10，11，12，13，44，45，46，47が含まれる．また，前頭葉内側部には，前帯状皮質（24，32と33：ACC）と膝下野（25：subgenual area）がある．この領域の損傷は，個体間や損傷部位間の多様性はあるものの，特定の領域の損傷は他の領域の損傷より高頻度に一定の症状を発現するといわれている．

表27 前頭葉の名称

BA 8	BA 9	BA 46	BA 44	BA 45	lateral 47	orbital 47	BA 11/12	BA 10
dorsolateral（背外側前頭前皮質）						orbitofrontal（眼窩前頭皮質）		
dorsolateral（背外側）						ventromedial, basal, orbital（腹内側，眼窩）		frontopolar, anterior, rostral（前頭極）
posterior dorsolateral（後背外側）	mid-dorsolateral（中背外側）		ventrolateral（腹外側）					

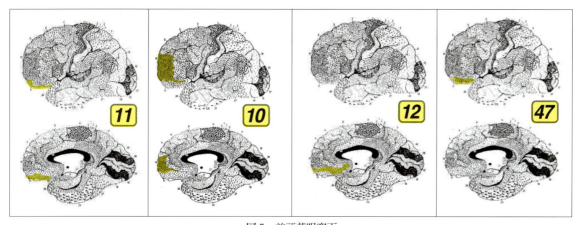

図5 前頭葉眼窩面
BA11（眼窩前頭野），BA10（前頭極），BA12（眼窩前頭野），BA47（下前頭前野）
（ウィキペディア：ブロードマンの脳地図，2015.2.21より引用）

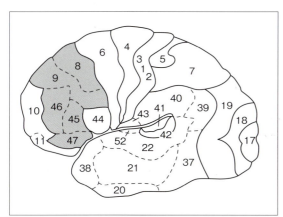

図6 前頭葉穹窿面（背外側面）
BA8（前頭眼野），BA9（前頭前野背外側部），BA45（下前頭回三角部），BA46（前頭前野背外側部），BA47（下前頭前野）が含まれる．BA10は前頭極ともいわれ，眼窩面に含まれる．
（Muzur A, et al（2002）Trends in Cognitive Sciences, 6（11）: 475-481 [24]）より引用）

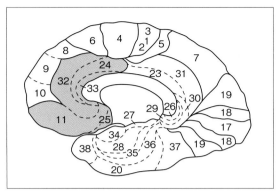

図7　前頭葉内側面
BA11（眼窩前頭野），BA24（腹側前帯状皮質），BA32（背側前帯状皮質），BA33（前帯状皮質）が含まれる．
(Muzur A, et al (2002) Trends in Cognitive Sciences, 6 (11)：475-481 [24] より引用)

6. 巣症状

1）脳機能障害の種類と障害部位

言語，計算，記憶，行為，注意，失認に分け，それぞれの障害部位についてまとめた（**表28**）．

表28　障害の内容と部位 [27]

分類	脳機能障害	左半球	右半球
言語	失語，失読	◎	―
	失書	◎	○過書，空間性失書
計算	失算	◎	○空間性失計算
記憶	言語性記憶障害	◎	―
	視覚性記憶障害	―	○
行為	肢節運動失行	◎反対側の中心前回	◎反対側の中心前回
	観念運動失行	◎頭頂葉下部，脳梁または運動前野	―
	口部顔面失行	◎観念運動失行の一つ	―
	観念失行	◎左半球または両側頭頂葉後方領域	―
	構成障害	◎頭頂－後頭葉領域	○頭頂－後頭葉領域
	着衣失行	―	◎半球頭頂葉半球後方領域
	運動維持困難	―	◎前頭前野（6，8野）弁蓋部と深部白質
	運動開始困難　開眼	○錐体路・錐体外路前頭前野	―
	運動開始困難　閉眼	○8野を含む前頭前野	―
	運動開始困難　歩行	○広範囲な前頭葉	○広範囲な前頭葉
	運動開始困難　運動無視	―	○広範囲な右半球
	他人の手徴候	○反対則の前頭葉内側面脳梁前方部	○反対則の前頭葉内側面脳梁前方部
方向性注意	半側空間無視	○右半側無視	◎左半側無視

◎：高頻度に認める，○：低頻度に認める，―：報告なし　　（次ページへ続く）

表28 障害の内容と部位[27]（続き）

分類	脳機能障害		左半球	右半球
失認	視覚失認		○後頭葉内下面（舌状回 紡錘状回）	―
		相貌失認（熟知相貌失認）	○両側病変	○両側病変
		色彩失認	―	―
		純粋失読	―	―
	視空間失認		○後頭葉外側面 後頭－頭頂葉の領域	◎後頭葉外側面 後頭－頭頂葉の領域
	聴覚失認		○Heschl 横回，上側頭回	○Heschl 横回，上側頭回
	身体失認		―	―
	病態失認		―	―

◎：高頻度に認める，○：低頻度に認める，―：報告なし

2）実行機能障害症候群／遂行機能障害（executive dysfunction）

種々の認知や記憶機能の統合・制御機能の障害を意味し，時間的統合の障害や作動記憶の低下として認められる．具体的には，①物事を整理し順序よく実行する，②正確に判断する，③計画をたてる，④時間を配分する，⑤先を見通すなどの概念形成能力が低下する．すなわち，順序立てて，かつ，まとまった形で，行動を開始・維持・変換・中止ができない（目標達成のための企画・遂行能力，計画性，判断力，問題解決能力などの低下）状態である．「目的を持った一連の活動を有効に行うのに必要な機能」ともいわれ，通常は四つの機能的なクラスに分けられる．

(1) 目標の設定（goal formation）
動機付け（motivation）ないし意図（intention）を前提として，将来に向けて何をするかを構想すること．

(2) 計画の立案（planning）
目標を行うための枠組みを決定すること．

(3) 目標に向かった計画の実行（carrying out goal-directed plans）
一連の行動を，順序よく，かつ，まとまった形で開始し，維持し，変換し，中止すること．

(4) 効果的な行動（effective performance）
現在実行している行為が，目標にどのように近づいているのかを常に確認すること．

なお，自己監視能力（self-monitoring），自己修正能力（self-correction），行動の調節能力（ability to regulate behavior），自己意識能力（self-awareness），ワーキングメモリー（working memory），意志決定能力，推論能力，計画能力，展望記憶なども類似の機能である．

実行（遂行）機能検査については下記（**表29**）のとおり．

表29 実行（遂行）機能検査とその内容[8]

症　状	検　査
全般	①野菜名，動物や植物名の想起 ②迷路課題 ③ハノイの塔（Tower of Toronto） ④TMT
セット転換障害（保続・固執）	①WCST（ウィスコンシンカード分類検査）
ステレオタイプの制御障害（保続）	①Stroop test
情報組織化の障害	①Recency test（新近性検査）

3）失行

運動麻痺，運動失調，不随意運動などの運動障害がなく，また行うべき行為について十分な知識を持っているにもかかわらず，その行為を正確に実行できない状態をいう（表30）．

4）失認 [27, 34]

感覚機能はほぼ正常であるのに，対象を認識ないし同定できない状態をいう（表31）．

表30　失行の内容，障害部位と検査手技[3]

項目	症状と障害部位	特徴・注意点
構成失行	構成行為のプランニングの障害，描画では単純化ないし角の数の減少（左半球障害），空間情報処理の障害，描画では構成比率のゆがみ（右半球障害），および釣り合いの不良（いずれの半球でも可）がみられる．	自発的な描画，三次元積み木，描画の再生（Strub&Black）などができるか．
肢節運動失行	巧緻運動が困難になる．症状は，自発運動，口頭命令，模倣のいずれでも困難である．左右の中心回を中心とする運動感覚野が責任病巣である．	拍手，口をとがらす，舌を出す，口笛を吹くなどがスムーズにできるか．
着衣失行	衣服の着脱時の障害をいう．右大脳半球後方領域が責任病巣である．	衣服の着衣を見る（左右，表裏，上下のチェック）
観念失行	対象物を間違えたり，行為の一部を省略したり，順番を間違えることである．指示しても，道具を使用した一連の動作ができない．左角回を中心とした感覚連合野が責任病巣である．	マッチでタバコに火をつける，はさみを使う，ひもを結ぶなどができるか．

表31　失認検査と内容

項目		症状と障害部位	検査の内容・手技
視覚失認	色彩失認	色の命名，識別，選択が困難だが，同じ色は選べる．後頭葉の障害で生じる．	視野検査の後，色覚検査，色名を呼称させる．
	相貌失認	熟知した顔の弁別困難．顔を見てもわからないが，声や服装，めがねなどで判断できる．	有名人や身近な人の写真を使用し，名前，職業などを聞く．
	物体失認	物品，線画，図形などの形の弁別が困難になる． ・視覚性物体失認（見ただけではわからないが触ったり音を聞くとわかる） ・同時失認（細部の絵に何が書かれているかはわかるが，全体としての意味がわからない）	物品や写真を見せ，物品等の呼称をさせる．道具類を用途や使用場所別に分類させる．名称から物品を選択させる．模写やマッチング．
	純粋失読	失書を伴わない失読．古典型(脳梁膨大部と一次視覚野の病巣)と，脳梁病変を含まない非古典型(漢字に著明な失読を呈する紡錘状回型と仮名に選択的な失読を呈する後頭葉後部型がある)に分けられる．	文字（ひらがな，カタカナ，漢字）を読ませる．
身体失認	半側身体失認	自分の身体の左半側を無視したように振る舞うことである．右半球頭頂葉に責任病巣がある．	片麻痺の否認 身体片側の不使用
	手指失認	指示された指を出せなかったり，名前を言えないもので，優位半球頭頂葉に責任病巣がある．	
	ゲルストマン症候群[7]	手指失認，左右失認，失書，失算の症状を伴うものをいう．優位半球角回を中心とした領域に責任病巣がある．	
空間認知の障害	半側空間無視[38]	対側の空間の認知ができないため，無視しているように見える状態．視野の問題でなく，注意障害に属す．劣位半球（右側）の頭頂・後頭葉の障害が多いが，優位半球で起こることもある．	
	地誌的障害	知っている場所への道順が障害されてわからなくなる結果，迷子になる状態．右半球の側頭・後頭葉の障害とされる．	

（櫻井 靖久（2011）非失語性失読および失書の局在診断．臨床神経，51：567-575 より引用）

7. 原発性進行性失語（PPA）の診断基準

進行性失語は，緩徐進行性失語（slowly progressive aphasia without generalized dementia：SPA）と当初呼ばれていたが，原発性進行性失語（primary progressive aphasia：PPA）と名称が変わるとともに，概念や内容が変更になった[4]．

現在，原発性進行性失語（PPA）は，進行性非流暢性失語症（PA/PNFA：progressive non-fluent aphasia），意味性認知症／語義失語（SD：semantic dementia），語減少型進行性失語（LPA：logopenic progressive aphasia）の3群に診断されているが，厳密にいえばすべてを3群に分けられるわけではなく，分類不能な失語が残る．将来は別なものが追加されるかもしれない．

FDG-PETによる検討では，進行性非流暢性失語症や進行性発語失行症などの非流暢性失語を呈する場合にローランド裂前方の糖代謝が低下し，意味性認知症／語義失語や語減少型進行性失語などの流暢性失語の場合にはローランド裂後方の代謝が低下する[16]．そのため，PET/SPECTにより，流暢性失語と非流暢性失語を呈する疾患群の鑑別が可能といわれる（図8）．

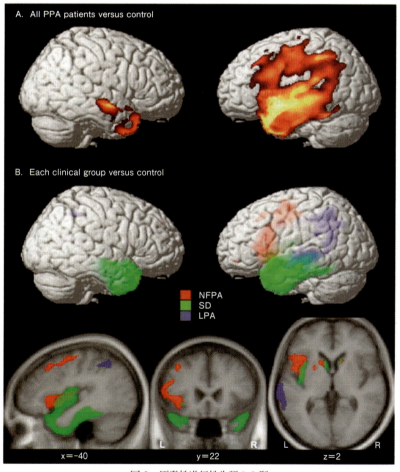

図8 原発性進行性失語の3型
A：原発性進行性失語の全患者の萎縮部位（対照群と比較して統計的に5％の有意差がある部位）．
B：赤がNFPAの萎縮部位．緑はSDの萎縮部位．青はLPAの萎縮部位．
(Gorno-Tempini ML, et al (2004) Ann Neurol, 55 (3)：335-346 [11] より引用)

1）進行性非流暢性失語症とアルツハイマー型認知症等の言語障害の比較

言語障害は，前頭側頭葉変性症（FTLD）だけでなくアルツハイマー型認知症（AD），進行性核上性麻痺（PSP），大脳皮質基底核変性症（CBD）などの認知症疾患にもみられる．ここでは，SDとPNFA，LPA，ADの鑑別点を表32にまとめた．

（1）意味性認知症（SD）

ことわざの補完性障害や語頭音効果が欠如しているのが特徴である．ただし，画像所見では，SDにみられる側頭葉前部から底面の萎縮と，ADの側頭葉内側面の萎縮は見誤ることが多いので注意が必要である．

（2）進行性非流暢性失語症（PNFA）

助詞や助動詞を間違えたり（失文法），構音のゆがみやプロソディの障害（失構音）がみられるのが特徴である．

（3）語減少型進行性失語（LPA）

自発話の停滞や減少，復唱の障害がみられるのが特徴である．音韻性錯語がみられるが，PNFAと異なり失構音はない．ADの非定型に多いのだが，言語理解は保たれていることが多いようである．言語性短期記憶障害があり，伝導失語と類似している．

（4）アルツハイマー型認知症（AD）

言語生成と言語理解の障害が特徴で，喚語困難と言語理解の低下（中期以降）が中心症状である[35]．

表32　言語障害の比較

		意味性認知症（SD）	進行性非流暢性失語症（PNFA）	語減少型進行性失語（LPA）	アルツハイマー型認知症（AD）
自発語		喚語困難，流暢性	喚語困難，非流暢性	喚語困難，流暢性 自発語の減少	喚語困難，流暢性
文法，統語		保持	失文法	保持	保持
物品呼称		障害	障害	障害	障害
語頭音効果		なし	あり	あり	あり
錯語		意味性錯語	字（音韻）性錯語	音韻性錯語	意味性錯語
理解	単語	障害	保持	保持	保持
	文章	保持	障害	障害	障害
復唱		保持	障害，アナルトリー（失構音）	障害，ただし失構音はない	保持
音読	ひらがな	保持	障害	保持	保持
	漢字	障害，類音的錯読	障害	保持	障害
書字		障害（漢字）	障害（錯書）	障害	障害（漢字）
計算		保持	障害	障害	障害
ことわざ補完		障害	保持	保持	保持
MRI所見		側頭葉限局性萎縮	左シルビウス裂周囲	上側頭回（縁上回・角回）〜下頭頂小葉の萎縮	海馬萎縮

（小森憲治郎，他（2001）老年精神医学雑誌 12（8）：864-875[18] から引用して改変）．
注1）語の音の仕組みは音韻論，語の構造は形態論，文の構造は統語論，語や文の意味は意味論で扱われている．

2）失語症の種類

通常診断される失語症の種類，症状，責任部位についてまとめた（**表33**）．なお，健忘失語は，1898年にAlbert Pitresによって命名されて報告されたものである[19, 29]．失名詞失語，失名辞失語などともいわれるが，失語症に含むか否かにも議論がある．アンリ・エカン（Henri Hécaen）らは，左半球のどの部位でも起こるが，側頭葉の損傷に多いと報告している[36]．

ピックが報告したAugust Hの超皮質性感覚失語の原因病巣は左側頭葉の萎縮であった．超皮質性感覚失語は，側頭・頭頂・後頭葉接合部，角回（BA39）や紡錘状回（BA37）に病巣があるといわれてきたが，最近，前頭葉の病巣，すなわち，中・下前頭回後半部やブローカ領域（BA44, BA45）など，超皮質性運動失語やブローカ失語と同じ病巣部位でも生じるという報告が出てきた．ただ，前頭葉損傷による超皮質性感覚失語は病巣が広範囲の場合が多いことや，3群に分類できるなどとする報告（①反響反復言語が著しい症例，②理解障害の著しい症例，③理解障害が軽度な症例）もある．今後，FTLDで失語症状を論じる場合，病期とともに部位を含めた詳細な記載が必要かもしれない．

表33 失語症の種類と責任病巣

	自発語	復唱	理解	読解	音読	自発書字	書取	責任部位
1. 健忘失語（失名辞失語）	流暢性	○	○	△	△	△	△	不定（上記）
2. ウェルニッケ失語	流暢性	×	×	×	×	×	×	左側側頭・頭頂葉，左側頭葉
3. 超皮質性感覚失語	流暢性	○	×	×	×	×	×	ウェルニッケ領野周辺
4. 伝導失語	流暢性	×	○	△	△	×	×	左上縁回（頭頂葉）・弓状束
5. 失読・失書	流暢性	○	○	×	×	×	×	左頭頂葉
6. ブローカ失語	非流暢性	×	△	△	△	×	×	左側前頭葉，左前頭・頭頂葉
7. 超皮質性運動失語	非流暢性	○	△	△	△	△	△	ブローカ領野周辺
8. 純粋失読	正常	○	○	×	×	○	○	左視覚領域・脳梁膨大・後頭葉内側
9. 純粋失書	正常	○	○	○	○	×	×	左半球頭頂間溝付近

○：正常，△：一部障害，×：障害

参考．ゲルストマン症候群の歴史[7]

ヨーゼフ・ゲルストマン（Josef Gerstmann）が，1924年に頭頂葉病巣を有する52歳女性の手指失認を報告したのが最初である．その後，ゲルストマンは，手指失認とともに，左右障害，失書，失算の症状を伴う5症例を報告した（Nervenarzt 1930）．また，この4症状の責任病巣を，優位半球の頭頂後頭部の境界領域（角回と第二後頭回の移行部）としたが，失書と失算は左頭頂葉に関係するものの，手指失認と左右障害は左半球障害より右半球障害によくみられるため，4症状を一つの症候群にする必然性は疑問視されている．

3）進行性非流暢性失語症（progressive non-fluent aphasia：PA/PNFA）

(1) 概要

「構音の障害（発語失行）を伴う非流暢性の失語を示すタイプ」で，進行性失語全体の10〜35％に認められる．早期には，bvFTDのような人格の変化や行動障害は認められない．FTLDでも，タウオパチーに含まれる疾患（ピック病，CBDやPSP）に多いといわれているが，アルツハイマー病にもみられる．割合は，タウオパチーが70〜76％で，TDP-43プロテイノパチーとアルツハイマー病を併せたものが30％前後といわれている．

(2) 病巣部位

left perisylvian領域（前頭・側頭・頭頂葉）に萎縮が認められる（図9）．画像では，左側側頭葉上部（上側頭回，横回），下前頭回（弁蓋部，三角部），島葉の萎縮が中心といわれる[40]．

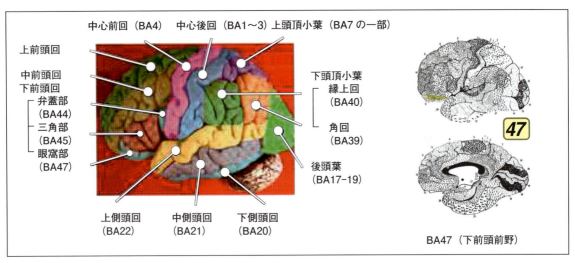

図9 原発性進行性失語と関係領域

(Hagmann P, et al (2008) Mapping the structural core of human cerebral cortex. PLoS Biol, 6 (7):e159.doi: 10.1371/journal.pbio.0060159より引用改変／ウィキペディア：ブロードマンの脳地図 2015.2.21より引用)

(3) 臨床的な特徴

①非流暢性発語である．末期は緘黙になる．
②発語失行／失構音（アナルトリー）とは，構音の歪みと音韻の連結不良を特徴とし，リズム，アクセント，早さなどが一本調子で母国語を話しているようではない状態をいう．原因病巣は，左中心前回（BA4），左島（BA13），前方部の損傷といわれる[37]．なお，この症状を呈する例はタウオパチーが多いようである[15]．
③失名辞（＝語想起障害／喚語困難／言語として喚起できないこと）が漸次目立つ．原因病巣は，左下前頭回（BA44，BA45）の障害といわれている．
④失文法（助詞・助動詞の間違いや，文レベルの理解を含んだ障害，処理の問題）がある．原因病巣は，左下〜中前頭回の障害といわれている．
⑤音韻性錯語（音の選択／配列の障害）があり，通常，仮名文字の障害も合併する．
⑥口部顔面失行を伴うことがある．
⑦吃音（プロソディ障害）を伴うことがある．
⑧語義（対象物の知識）は保たれる．

(4) PNFAの診断的特徴

表34のように臨床症状，画像所見，病理所見や遺伝子診断により診断する．

表34 進行性非流暢性失語症（PNFA）の診断的特徴

Ⅰ．進行性非流暢性失語症の臨床診断（以下の基準を2つとも満たす）
1. 以下の中核的な特徴のうち，少なくとも1つが存在する．
1) 失文法（助詞・助動詞の間違いや，文レベルの理解ができない）がみられる．
2) 発語失行（発語の開始が困難だったり，努力性でたどたどしい発語）や失構音（強弱，抑揚，速度，滑らかさといった音声の特徴的な要素が障害され，一本調子や不自然になる）がみられる．
2. 以下の3つの特徴のうち，2つ以上が存在する．
1) 構文が複雑な文章は理解できない．
2) 単語の理解は保たれる．
3) 対象物の理解・知識は保たれる（語義は保たれる）．
Ⅱ．画像的に支持される進行性非流暢性失語症の診断（以下の基準を2つとも満たす）
1. PNFAと臨床診断できる．
2. 次の所見が1つ以上みられる．
1) MRIの所見で，左前頭葉後方部と島の萎縮が明らかなこと．
2) SPECTかPETの所見で，左前頭葉後方部と島の血流ないし代謝の低下が明らかなこと．
Ⅲ．病理学的に確定される進行性非流暢性失語症の診断（以下の基準を2つとも満たす）
1. PNFAと臨床診断できる．
2. 次の所見が1つ以上みられる．
1) 組織学的に特別の神経変性疾患の所見がみられる（例えば，FTLD-tau, FTLD-TDP, AD, 他）．
2) 知られている遺伝子変異が存在する（GRN, C9ORF72など）．

(Gorno-Tempini ML, et al（2011）Neurology, 76（11）：1006-1014[10] より意訳し，説明文を加えて引用)

(5) PNFAの下位分類（図10）[26]

大槻は，臨床経過によってPNFAを3型に分類している．1群（喚語困難〜前頭葉機能低下型）は初診時に失構音のほか，単語想起障害，同時発話がみられ，1〜3年以内に口部顔面失行が出現したのち，前頭葉症状が出現し，bvFTDに類似した症状を呈する群である．2群（前部弁蓋部症候群型）は，発語障害とほぼ同時期から嚥下障害がみられ，発症から1〜2年という短い期間で経口摂取不能になる群である．3群（純粋失構音型）は失構音のみで，発症5〜7年経ても他の症状は伴わない群である．

(6) 治療
①薬物療法
a. 抗認知症薬（メマンチン，ドネペジル，リバスチグミン，ガランタミン），脳代謝賦活薬や脳循環改善薬にて発語量の増加がみられることがある．

②非薬物療法（表35）
a. 言語訓練が一時的だが有効である．
b. 音読などの認知リハビリテーションや歌などの音楽療法が有効な場合がある．
c. 運動療法は，脳機能全体を改善するため有効である．

(7) 介護と環境調整
①介護
a. 構音を確認して意味を正確に受け取ることも必要である．しかし，日常生活のレベルでは，発語の意味を推測するなどサポートして，言語的なコミュニケーションのみにこだわらないほうがよい．

②環境調整
a. 不安を感じたり違和感を感じずに安心していられる場所であるべきである．
b. 認知機能の低下に配慮した構造を提供すべきである．

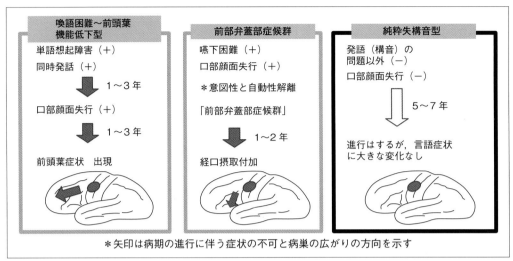

図10 PNFAの下位分類

(大槻 美佳 (2012) 臨床神経, 52：1224-1227 [26] より引用)

表35 PNFAに利用可能な非薬物療法

1. 認知に焦点をあてたアプローチ	
①現実見当識療法　reality orientation training（ROT）	△
②認知リハビリテーション　cognitive rehabilitation	△
2. 感情に焦点をあてたアプローチ	
①バリデーション療法　validation therapy	△
②回想法　life review	△
3. 刺激に焦点をあてたアプローチ	
①音楽療法　music therapy	△
②芸術療法（絵画，陶芸など）arts therapy	△
③ペット療法　animal assisted therapy	△
4. 行動に焦点をあてたアプローチ（行動療法的アプローチ）	
①認知行動療法　behavioral & cognitive therapy	△
②リハビリテーション　rehabilitation（ADL therapy, occupational therapy）	△
5. その他のアプローチ	
①運動療法（有酸素運動など）functional therapy	○
②光療法　phototherapy／light therapy	－
③温泉療法　balneotherapy	－
6. 環境整備　improvement of living environment	○

○：有効，△：一部有効，－：使用経験なし

4）意味性認知症／語義失語
   （semantic dementia：SD）
（1）概要
　流暢性の失語に属する．自発語は流暢だが，語の意味理解の障害があり，仮名は保たれるが，漢字の読み書きは障害する．NPFA と異なり，人格変化や行動障害がみられることがある．FTLD 以外の疾患では，ヘルペス脳炎，頭部外傷，低酸素脳症にもみられることがある．SD は，TDP-43 の陽性率が 80％以上といわれている．

（2）病巣原因（図 11）
側頭葉極，側頭葉底面に高度の萎縮がみられる．ほかに，尾状核，扁桃体，海馬前方部の萎縮や側脳室の拡大がみられる．なお，単語の名前（音韻表象）はウェルニッケ領域に，単語の意味（心理表象）は中・下側頭回に関係するといわれている．側頭葉先端部より人物名→動物名→道具名と順序だてて区分される．MRI/CT の形態画像で，側頭葉（前部及び底面）萎縮の所見がみられるが，AD の側頭葉内側面の萎縮と誤診することがあるので注意が必要である（図 12）．

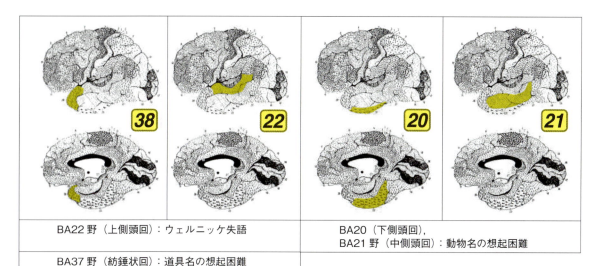

図 11　意味性失語／語義失語と障害される脳部位
（ウィキペディア：ブロードマンの脳地図，2015.2.21 より引用）

（3）臨床的な特徴
①語想起障害（失名辞）
　線画や実物品の呼称，指示が困難になる．なお，失認（相貌失認，視覚失認）や失行と鑑別が必要である．また，語頭音効果がない（既知感がない）．
②語の再認障害
a．左優位（典型的な語義失語）：呼称，語産生が困難になり，語の理解の障害がある．慣用句・ことわざの補完障害がみられる．
b．右優位（熟知相貌の障害）：物品の認知と使用の障害がある．また，視覚表象の補完障害がみられる．なお，対象物品の意味理解の障害は語義失語にみられるが，対象物品の使用法の障害（使用障害）は観念失行に属する．この場合の原因部位は優位半球の頭頂葉といわれる．
③復唱
　保たれる．
④統語理解
　比較的保たれる．
⑤語性錯語
　みられるが，左中心前回や頭頂葉に影響しないので，失構音や音韻性錯語は出現しない．

(4) 意味性認知症（SD）の診断的特徴（表36）

表36のように臨床症状，画像所見，病理所見や遺伝子診断により診断する．

表36 意味性認知症（語義失語）の診断的特徴

I．意味性認知症の臨床診断（以下の基準を2つとも満たす）
1．以下の2つの中核的な特徴が共に存在する．
1) 呼称能力の障害がみられる（語頭音効果がない，また既知感がない）． 　2) 単語の理解の障害（語義失語）がみられる．
2．以下の4つの特徴のうち，3つ以上が存在する．
1) 対象物の理解・知識（特に低頻度のものや親密性がないもの）が障害される． 　2) 不規則や例外的な読みの語（漢字など）で，失読や失書がみられる． 　3) 復唱は保たれる． 　4) 言語（文法と発語）の能力は保たれる（語性錯語はあるが，音韻性錯語はない）．
II．画像的に支持される意味性認知症の診断（以下の基準を2つとも満たす）
1．SDと臨床診断できる．
2．次の所見が1つ以上みられる．
1) MRIの所見で，側頭葉前部の萎縮が明らかなこと 　2) SPECTかPETの所見で，側頭葉前部の血流ないし代謝の低下が明らかなこと
III．病理学的に確定される意味性認知症の診断（以下の基準を2つとも満たす）
1．SDと臨床診断できる．
2．次の所見が1つ以上みられる．
1) 組織学的に特別の神経変性疾患の所見がみられる（例えば，FTLD-tau，FTLD-TDP，AD，他）． 　2) 知られている遺伝子変異が存在する．

(Gorno-Tempini ML, et al（2011）Neurology, 76（11）：1006-1014 [10] より引用)

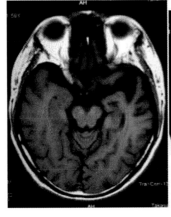
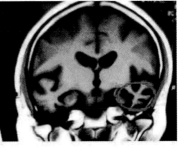

図12 意味性認知症のMRI
左側頭葉の萎縮がみられる．

(5) 治療
①薬物療法
a. 抗認知症薬（メマンチン，ドネペジル，リバスチグミン，ガランタミン）にて改善がみられることがある．

b. 抗うつ薬，脳代謝賦活薬や脳循環改善薬の一部の薬剤に改善がみられることがある（p24，**表22**を参照）．

②非薬物療法（**表37**）
a. 言語訓練が有効な場合がある．残存する機能を利用し，語彙の再獲得を目指す訓練である．ただし，左優位の萎縮のほうが改善しやすいようである．

b. 音読などの認知リハビリテーションや歌などの音楽療法が有効な場合がある．

c. 運動療法は，脳機能全体を改善するため有効である．

表37 SDに利用可能な非薬物療法

1. 認知に焦点をあてたアプローチ	
①現実見当識療法　reality orientation training（ROT）	△
②認知リハビリテーション　cognitive rehabilitation	△
2. 感情に焦点をあてたアプローチ	
①バリデーション療法　validation therapy	△
②回想法　life review	×
3. 刺激に焦点をあてたアプローチ	
①音楽療法　music therapy	△
②芸術療法（絵画，陶芸など）arts therapy	△
③ペット療法　animal assisted therapy	△
4. 行動に焦点をあてたアプローチ（行動療法的アプローチ）	
①認知行動療法　behavioral & cognitive therapy	△
②リハビリテーション　rehabilitation（ADL therapy, occupational therapy）	○
5. その他のアプローチ	
①運動療法（有酸素運動など）functional therapy	○
②光療法　phototherapy／light therapy	－
③温泉療法　balneotherapy	－
6. 環境整備　improvement of living environment	○

○：有効，△：一部有効，×：無効ないし悪化，－：使用経験なし

(6) 介護と環境調整
①介護
a. 指示が理解できにくくなっているので，言語的なアプローチは限界がある．早期から，一日のスケジュールを管理して，病気が進行しても同じ習慣を続けられるようにする．

b. 非言語的なコミュニケーション（ジェスチャー，絵を提示する）を用いても，漸次理解できなくなることがある．その際は，安心感を与えたり，親近感のある介護者が対応すべきである．

②環境調整
a. 不安を感じたり違和感を感じずに安心していられる場所であるべきである．

b. 徘徊などの行動障害があっても，身体的に危険がない場所を提供すべきである．

c. 興奮などのBPSDを抑えることができる場所が必要である．

5）語減少型進行性失語（logopenic progressive aphasia，またはPPA with comprehension deficits：LPA）

(1) 概要

LPAに適当な日本語訳がないため，語減少型進行性失語と訳した．これは伝導失語（縁上回が主な責任病巣）と角回症候群（語想起障害＋ゲルストマン症候群）に類似した臨床を呈する．

(2) 病巣部位（図11，13）

左下頭頂葉（BA39，BA40）〜上・中側頭葉（BA21，BA22）の後部の機能低下がみられる．CT/MRIでは，上側頭回〜下頭頂小葉の萎縮，PET/SPECTでは同部位の血流低下が特徴である．

(3) 特徴的な症状

自発話の停滞や減少が目立ち，併せて単語想起障害（健忘失語ないし喚語困難），音韻性錯語（「とけい（時計）」を「とでい」などと言い間違えること），言語性短期記憶障害（＝現象学的には復唱障害となる）が中心的な症状である．FTLDとは関連がなく，ADの非定型が多いといわれている[12]．表38のように臨床症状，画像所見，病理所見や遺伝子診断により診断する．

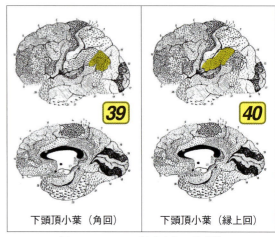

図13　LPAにて障害される脳部位
（ウィキペディア：ブロードマンの脳地図，2015.2.21より引用）

表38　語減少型進行性失語（LPA：logopenic variant PPA）の診断的特徴

Ⅰ．語減少型進行性失語の臨床診断（以下の基準を2つとも満たす）
1．以下の2つの中核的な特徴が共に存在する．
1) 自然の会話や呼称時に単語の訂正ができない．   　2) 文節や句の復唱ができない．
2．以下の4つの特徴のうち，3つ以上が存在する．
1) 自然の会話や呼称時に，発語（音韻）の間違いがある．   　2) 単語の理解や対象物の知識は保たれている．   　3) 運動性言語は保たれる．   　4) 明らかな失文法はない．
Ⅱ．画像的に支持される語減少型進行性失語の診断（以下の基準を2つとも満たす）
1．LPAと臨床診断できる．
2．次の所見が1つ以上みられる．
1) MRIの所見で，左側後方シルビウス裂周囲か頭頂葉の萎縮が明らかなこと   　2) SPECTかPETの所見で，左側後方シルビウス裂周囲か頭頂葉の血流ないし代謝の低下が明らかなこと
Ⅲ．病理学的に確定される語減少型進行性失語の診断（以下の基準を2つとも満たす）
1．LPAと臨床診断できる．
2．次の所見が1つ以上みられる．
1) 組織学的に特別の神経変性疾患の所見がみられる（例えば，FTLD-tau，FTLD-TDP，AD，他）   　2) 知られている遺伝子変異が存在する．

（Gorno-Tempini ML, et al（2011）Neurology, 76（11）：1006-1014 [10] より意訳し，説明文を加えて引用）

表39 LPAに利用可能な非薬物療法

1. 認知に焦点をあてたアプローチ	
①現実見当識療法　reality orientation training（ROT）	△
②認知リハビリテーション　cognitive rehabilitation	△
2. 感情に焦点をあてたアプローチ	
①バリデーション療法　validation therapy	△
②回想法　life review	－
3. 刺激に焦点をあてたアプローチ	
①音楽療法　music therapy	△
②芸術療法（絵画，陶芸など）arts therapy	
③ペット療法　animal assisted therapy	△
4. 行動に焦点をあてたアプローチ（行動療法的アプローチ）	
①認知行動療法　behavioral & cognitive therapy	－
②リハビリテーション　rehabilitation（ADL therapy, occupational therapy）	△
5. その他のアプローチ	
①運動療法（有酸素運動など）functional therapy	○
②光療法　phototherapy／light therapy	△
③温泉療法　balneotherapy	－
6. 環境整備　improvement of living environment	○

○：有効，△：一部有効，－：使用経験なし

(4) 治療
①薬物療法
a. 原則として，アルツハイマー型認知症と同じ薬物療法が有効といわれている．
b. 抗認知症薬（メマンチン，ドネペジル，リバスチグミン，ガランタミン）で改善がみられることがある．
c. 向精神薬：非定型抗精神病薬（リスペリドン，クエチアピン，オランザピン），抗うつ薬，脳代謝賦活薬や脳循環改善薬などの薬剤にて改善がみられることがある（p21，**表18**とp24，**表22**を参照）．
②非薬物療法（**表39**）
a. 言語訓練が一時的に進行を抑え，有効である．
b. 音読などの認知リハビリテーションや歌などの音楽療法が有効な場合がある．
c. 運動療法は，脳機能全体を改善するのに有効である．
(5) 介護と環境調整
①介護
a. 言語的コミュニケーションだけでなく，非言語的アプローチをする．
b. 患者本人が話すスピードに合わせて，会話する．話の途中で遮らないようにする．
②環境調整
a. 不安を感じたり違和感を感じずに安心していられる場所とする．
b. 興奮などのBPSDを抑えることができる場所が必要である．
c. 認知機能の低下に配慮した構造を提供すべきである．

文　献

[1] - Ⅲ　前頭側頭葉変性症の疾患分類など
1) Bian H, Van Swieten JC, Leight S, et al (2008) CSF biomarkers in frontotemporal lobar degeneration with known pathology. Neurology, 70：1827-1835.
2) Boeve BF and Graff-Radford NR (2012) Cognitive and be avioral features of c9FTD/ALS. Alzheimers Res Ther, 4 (4)：29 (http://alzres.com/content/4/4/29).

3) Brion S and Jedynak CP (1972) Troubles du transfert interhemispherique. A propos de trois observations de tumeurs du corps calleux : Le : signe de la main etrangere [Disorders of interhemispheric transfer (callosal disonnection). 3 cases of tumor of the corpus callosum : The strange hand sign]. Revue Neurologique, 126 : 257-266

4) Deramecourt V, Lebert F, Debachy B, et al (2010) Prediction of pathology in primary progressive language and speech disorders. Neurology, 74 : 42-49.

5) Eslinger PJ and Damasio AR (1985) Severe disturbance of higher cognition after bilateral frontal lobe ablation : patient EVR. Neurology, 35 (12) : 1731-1741.

6) 藤沢嘉勝, 横田修 (2000) 前頭側頭型認知症の治療. 老年精神医学雑誌, 18 (6) : 616-625, 2007.

7) 古川哲雄 (2000) Gerstmann症候群. 神経内科, 53 : 394-399.

8) 若年痴呆研究班編 (2000) 若年期の脳機能障害介護マニュアル. ワールドプランニング, 東京.

9) 平成24年度厚生労働科学研究費補助金 (厚生労働科学特別研究事業) 認知症, 特にBPSDへの適切な薬物使用に関するガイドライン作成に関する研究班 (2013) かかりつけ医のためのBPSDに対応する向精神薬使用ガイドライン. 厚生労働省ホームページ.

10) Gorno-Tempini ML, Hilles AE, Weintraub S, et al (2011) Classification of primary progressive aphasia and its variants. Neurology, 76 (11) : 1006-1014.

11) Gorno-Tempini ML, Dronkers NF, Rankin KP, et al (2004) Cognition and anatomy in three variants of primary progressive aphasia. Ann Neurol, 55 (3) : 335-346.

12) Gorno-Tempini ML, Brambati SM, Ginex V, et al (2008) The logopenic/phonological variant of primary progressive aphasia. Neurology, 71 : 1227-1234.
＜解説＞Logopenic progressive aphasia (LPA) で, 認知機能障害と神経画像検査データは, 音韻ループ機能の障害が中核メカニズムであることを示唆している. アルツハイマー病が病因としてもっとも関連するとされる.

13) 飯塚統, 遠藤佳子, 森悦朗 (2006) 失語をめぐって 失語のCT, MRI. Clinical Neuroscience, 24 (6) : 758-761.

14) Johnson JK, Diehl J, Mendez MF, et al (2005) Frontotemporal lobar degeneration : Demographic characteristics of 353 patients. Arch Neurol, 62 : 925-930.

15) Josephs KA, Duffy JR, Strand EA, et al (2006) Clinicopathological and imaging correlates of progressive aphasia and apraxia of speech. Brain, 129 (Pt 6) : 1385-1398.
＜解説＞発語失行を有する症例はタウオパチーが多い.

16) Josephs KA, Duffy JR, Fossett TR, et al (2010) Fluorodeoxyglucose F18 Positron Emission Tomography in Progressive Apraxia of Speech and Primary Progressive Aphasia Variants. Arch Neurol, 67 (5) : 596-605.
＜解説＞FDG-PETでは, 進行性非流暢性失語症や進行性発語失行症などの非流暢性失語を呈する場合にロランド裂前方の糖代謝が低下し, 意味性痴呆 (語義痴呆) や進行性logopenic失語などの流暢性失語の場合にはロランド裂後方の代謝が低下していた. さらに流暢性, 非流暢性失語を呈する疾患群の鑑別も可能であった.

17) Knopman DS, Kramer JH, Boeve BF, et al (2008) Development of methodology for conducting clinical trials in frontotemporal lobar degeneration. Brain, 131 (11) : 2957-2968.

18) 小森憲治郎, 池田学, 田邉敬貴 (2001) 高齢者と痴呆に見られる言語機能. 老年精神医学雑誌, 12 (8) : 864-875.

19) Lorch M and Barriere I (2003) The history of written language disorders : reexamining Pitres' case (1884) of pure agraphia. Brain and Language, 85 (2) 271-279.

20) Lowenberg K, Boyd DA and Salon DD (1939) Occurence of Pick's disease in early adult years. Arch Neuro Psychiat 41 : 1004-1020.

21) McCarthy RA and Warrington EK (1990) Cognitive Neuropsychology ; A Clinical Introduction, Academic Press, Calfornia.

22) McCarthy RA, Warrington EK 著, 相馬芳明, 本田仁視 監訳 (1996) 認知神経心理学, 医学書院, 東京.

23) McMenemey WHY (1941) A critical review : dementia in middle age. J Neurol Psychiatry, 4 : 48-79.
＜解説＞presenile dementiaの意味を論じている. なお, この中で, Lowenbergら (文献22) がPick病で報告した21歳の最年少例告があることを述べ

ている.

24) Muzur A, Pace-Schott EF and Hobson JA (2002) The prefrontal cortex in sleep. Trends in Cognitive Sciences, 6 (11): 475-481.
25) Neary D, Snowden JS, Gustafson L, et al (1998) Frontotemporal lobar degeneration: a consensus on clinical diagnostic criteria. Neurology, 51: 1546-1554.
26) 大槻美佳 (2012) FTLD: 言語および関連症候の特徴とその診方. 臨床神経, 52: 1224-1227.
27) Pearce JMS (2002) Hughlings Jackson's "imperception" and anosognosia. J Neurol Neurosurg Psychiatry, 72 (6): 736.
28) Pickering-Brown SM, Rollinson S, Du Plessis D, et al (2008) Frequency and clinical characteristics of progranulin mutation carriers in the Manchester frontotemporal lobar degeneration cohort: comparison with patients with MAPT and no known mutations. Brain, 131: 721-731.
＜解説＞progranulin 遺伝子変異は前頭側頭型認知症の6％を占め，かつ単一疾患の可能性が高い.
29) Pitres A (1898) L'aphasie amnesique et ses varietes cliniques. Lecons faites a l'hopital Saint Andre de Bordeaux. Progres Medical 7: 321-324, 337-341, 369-372 および 401-405.
30) Rabinovici GD, Rascovsky K and Miller BL (2008) Frontotemporal lobar degeneration: clinical and pathologic overview. Handb Clin Neurol, 89: 343-364.
31) Rascovsky K, Hodges JR, Knopman D, et al (2011) Sensitivity of revised diagnostic criteria for The behavioural variant of frontotemporal dementia. Brain, 134 (9): 2456-2477.
32) Ratnavalli E, Brayne C, Dawson FK, et al (2002) The prevalence of frontotemporal dementia. Neurology 58: 1615-1621.
＜解説＞なお，同じ雑誌の 1585-1607, 1608-1614 にも類似の報告がある.
33) Rohrer JD, Warren JD, Omar R, et al (2008) Parietal Lobe Deficits in Frontotemporal Lobar Degeneration Caused by a Mutation in the Progranulin Gene. Arch Neurol, 65: 506-513.
34) ルドルフ・バリント著，森岩基・石黒健夫 訳 (1977) "注視"の精神麻痺，視覚失調，空間性注意障害. 精神医学, 19: 743-755 および 977-985.
＜解説＞ハンガリー語の Reszo Balint はドイツ語に訳すとルドルフ・バリントになる.
35) 佐久間尚子, 笹沼澄子 (1996) アルツハイマー型痴呆の言語障害. 老年精神医学雑誌, 7 (8): 862-870.
36) 佐藤ひとみ (2010) 失名辞－失語症モデルの現在と治療の新地平－医学書院，東京. 原著は, Laine M and Martin N (2006) Anomia: Theoretical and Clinical background Aspedts. Psychology Press, NY.
37) 鈴木匡子 (2004) 発語失行の責任病巣. 音声言語医学, 45: 300-303.
＜解説＞言語優位半球中心前回下部がもっとも重要で，島前部は必須の領域ではないといわれている.
38) 武田克彦 (2002) 半側空間無視. Clinical Neuroscience, 20: 364-365.
39) Wada-Isoe K, Ito S, Adachi T, et al (2012) Epidemiological survey of Frontotemporal Lobar Degeneration in Tottori Prefecture, Japan. Dement Geriatr Cogn Dis Extra, 2 (1): 381-386.

Ⅳ 行動異常型前頭側頭型認知症（bvFTD）に類似する疾患

1. 概論

アルツハイマー型認知症（AD），血管性認知症（VaD），レビー小体型認知症（DLB）と前頭側頭葉変性症（FTLD）は，4大認知症といわれているが，ここではそれらの疾患を除いて，比較的発症頻度の高い変性疾患ないし遺伝性疾患を示した．FTLDは人口10万中4～15人ないし20～25人にみられるといわれているが，合併例もあり診断が困難なこともある．ここでは，代表的な疾患を述べるが，順番は，臨床症状の類似性でなく，前頭側頭葉変性症（FTLD）の神経病理学的分類に基づいた．疾患の頻度を**表40**に，発症年齢の分布を**表41**にまとめた．

表40 行動異常型前頭側頭型認知症（bvFTD）に類似する疾患の頻度と呈する症状（まとめ）

疾患名	頻度	症状	タウ
1) FTDP-17（MAPT）	低頻度	bvFTDに類似．パーキンソン症状が優位．FTDP-17全体は10万人に1人の頻度．その中の1/4を占める．	3R/4R
2) 大脳皮質基底核変性症（CBS）	FTLD内の14%	bvFTD，PSP，PNFAに類似．半数にパーキンソン症状や失行を伴う．臨床的には，ADの誤診例もある．	4R
3) 進行性核上性麻痺（PSP）	FTLD内の7%	パーキンソン病，CBD，PNFAに類似．時にADに類似することもある．	4R
4) 嗜銀顆粒性認知症（グレイン型認知症：AGD）	全認知症の10%	bvFTDに類似．ADと報告されることも多い．高齢者に多く，全体の半数を占めるというが，生前の診断は困難といわれている．	4R
5) 神経原線維変化性認知症（NFT-D）	中頻度	ADに類似する．高齢者に多く，90歳以上では，認知症の20%にみられる．	3R＆4R
6) 小坂-芝山病（石灰沈着を伴うびまん性神経原線維変化病）	低頻度	bvFTDに類似．頭部CTなどの画像診断が有用である．	3R＆4R
7) 前頭葉変性症	FTLD内の10%	bvFTDに類似する．日本では報告例が少ない．	×
8) 湯浅-三山病（FTD-MND）	FTD内の4～15%	bvFTDと運動ニューロン疾患（MND）の合併．MNDから発症することもある．認知症を伴った筋萎縮性側索硬化症（ALS-D）と同じ疾患と報告される．	×
9) FTDP-17（PGRN）	FTD内の6～7% FTLD内の11%	bvFTD，PA，CBDなどの臨床症状を呈する．パーキンソン症状の出現は中期以降．FTDP-17の3/4を占める．	×
10) FTDP-3	低頻度	bvFTDに類似している．	×
11) 好塩基性封入体病（BIBD）	低頻度	bvFTD，三山病，PSPに類似するものが報告されている．	×

＜注意＞湯浅-三山病とFTDP-17は，FTLDでなく，bvFTDの頻度で示してある．

表41 行動異常型前頭側頭型認知症（bvFTD）に類似する疾患の発症年齢（まとめ）

40〜64歳	65〜84歳	85〜歳
FTDP-17（MAPT） 進行性核上性麻痺 湯浅－三山病（FTD-MND） 小坂－芝山病 FTDP-3 好塩基性封入体病（BIBD）	大脳皮質基底核変性症（CBS/CBD） FTDP-17（PGRN）	嗜銀顆粒性認知症（AGD） 神経原線維変化性認知症（NFT-D）

2. 神経症状による前頭側頭葉変性症および関連疾患の分類

神経症状による分類を私案として表42にまとめた．

表42 行動異常型前頭側頭型認知症（bvFTD）に類似する疾患の神経症状の有無による分類（私案）

神経症状の有無	疾患名（臨床）	神経症状の種類
神経症状なし（末期以前）	1. 嗜銀顆粒性認知症（AGD） 2. 神経原線維変化型老年期認知症（SD-NFT） 3. 前頭葉変性症（DLDH） 4. 非定型FTLD-U 5. FTDP-3 6. Presenilin-1 linked frontotemporal dementia	なし
錐体外路症状（パーキンソン症状）と眼球運動障害	1. 大脳皮質基底核変性症（CBS/CBD） 2. 進行性核上性麻痺（PSP） 3. FTDP-17 4. 進行性皮質下グリオーシス 5. 石灰沈着を伴うびまん性神経原繊維変化症（小坂－芝山病） 6. 認知症を伴う多系統タウオパチー（MSTD）	パーキンソン症状／PSP PSP／パーキンソン症状 パーキンソン症状 パーキンソン症状／PSP パーキンソン症状 PSP
錐体路症状（MND/ALS）と眼球運動障害	1. ニューロフィラメント封入体病（NIFID） 2. 好塩基性封入体病（BIBD） 3. TARDBP変異遺伝子を伴うFTLD	MND/ALS/PSP ALS/CBS MND/PSP
錐体路症状（MND/ALS）	1. 湯浅－三山病（運動ニューロン疾患を伴うFTD） 2. グリア細胞球状封入体を伴う白質タウオパチー（WMT-GGI） 3. C9ORF72変異遺伝子を伴うFTLD	MND/ALS MND MND
筋疾患	1. 骨Paget病と前頭側頭型認知症を伴う遺伝性封入体筋炎（IBMPFD） 2. DM3（Dystrophia myotonica / Myotonic dystrophy type 3）	

3. FTLDの臨床上の表現型と遺伝子変異のタイプや脳萎縮部位の関係

Jonathan DRらは，表現型と遺伝子変異について表43のようにまとめている．脳の萎縮については，前頭葉萎縮はいずれの遺伝子変異でもみられる．側頭葉萎縮はMAPTとGRNに関連があるが，C9ORF72には関連は少ない．

また，bvFTD表現型はいずれの遺伝子変異にもみられる．他方，ALS表現型はC9ORF72と関連するが他との関連は少ないようである．逆に，PPA表現型はC9ORF72とは関連せず，他の遺伝子変異に関連が強いようである．今後は，このC9ORF72遺伝子を中心に，いろいろな関連性が見つかってくるかもしれない．

表43 臨床表現型と遺伝子変異および画像所見の関連性

遺伝子変異 画像所見	MAPT	GRN	C9ORF72	VCP	TARDP	FUS	DCTN1*
前頭葉萎縮	＋	＋＋	＋＋	＋	＋＋	＋	＋＋
側頭葉萎縮	＋＋	＋	＋	＋〜＋＋	－	＋	＋
頭頂葉萎縮	－	＋＋	＋	＋	＋	－	－
その他の病変	－	基底核	－	－	中脳	－	中脳
非対称	＋	＋＋	＋	＋	＋	＋	＋

遺伝子変異 臨床表現型	MAPT	GRN	C9ORF72	VCP	TARDP	FUS	DCTN1*
bvFTD	＋	＋	＋	まれ	まれ	まれ	まれ
PPA	＋	＋	＋	まれ	－	－	－
PNFA	不明	＋	＋	－	－	－	－
SD	まれ	－	まれ	不明	－	－	－
MND/ALS	－	－	＋	＋	＋	＋	まれ
FTD-MND	－	まれ	＋	まれ	まれ	まれ	不明
CBS	＋	＋	まれ	－	－	－	－
PSP	まれ	－	－	－	不明	－	－
パーキンソン症候群	＋	＋	＋	－	＋	－	まれ

＋＋：関連が強い，＋：関連あり，－：関連なし． ＊DCTN1：dynactin 1.
(Jonathan DR, et al (2011) Phenotypic signatures of genetic frontotemporal dementia. Current Opinion in Neurology 24 (6)：542-549 [26] より一部改変して引用)

● 患者ヘンリー・G・モレゾン（Henry Gustav Molaison・患者HM　1926～2008）

てんかん治療を目的として両側側頭葉内側部（海馬体を含）を切除したこの患者にみられた心理学的所見は，記憶と脳機能の関連性を説明する諸説の発展と，認知神経心理学の発展に重要な役割を果たした．

具体的には，知能に異常はなく，短期記憶も正常．しかし，術後の出来事を記憶できず（前向健忘），また，過去10年以内の出来事も思い出せなかった（逆行健忘）．ただし，反復練習による手続き記憶は観察されるし，プライミングによる記憶改善も観察された．

すなわち，この患者の障害は，短期記憶から陳述記憶の変換にあることがわかった．

4. 大脳皮質基底核変性症（cortico-basal syndrome：CBS/CBD）

1）概要

Jean J Rebeizら（1968）が，corticodentatonigral degeneration with neuronal achromasia のタイトルで3例を疾患単位として報告したのが最初である．その後，Gibb WRGら（1989）が corticobasal degeneration（CBD）と名づけた[19]．最近は，病理診断名にはCBD，臨床診断名にはcorticobasal syndrome（CBS）という名称が用いられ，区別されている．日本では女性にやや多く，発症の平均年齢は65歳，罹病期間は6～8年といわれている．

2）病巣部位

大脳基底核領域の変化は，黒質，淡蒼球，視床（背内側核，前核），線条体，視床下核，黒質，中脳被蓋など広汎にみられる．なお，CBDとPSPのいずれも，目立つ大脳皮質萎縮は，前頭葉穹窿面＞側頭葉だが，FTLD-TDPにはこれらの大脳萎縮分布はみられない．病因は4Rタウの変異で，広汎に神経細胞とグリアに封入体がみられ，特にアストロサイト斑（astrocytic plaque）は本症に特徴的である（図14）．

3）特徴的な症状[28, 33]

(1) 臨床型

①前頭・頭頂葉症状（失語，肢節運動失行，構成失行，半側空間無視，前頭葉性認知症様，ピック病様），②脳幹症状（PSP様），③その他（記憶障害の目立つ例，家族発症例，タウ陰性例）の3群に大別されるが，他の疾患が混入したり，未知の疾患が存在する可能性は否定できない．また，歩行障害，偽性球麻痺（構音障害，嚥下障害）などが早期から出現するために，進行性核上性麻痺と鑑別困難な症例もある．

(2) 発症パターン

運動障害（パーキンソン症状や失行）で発症するものが50％，bvFTD様のものが20％，進行性失語のものが10％，その他が20％である．なお，注意障害，認知機能低下，異常行動のような精神症状は，通常運動症状よりも遅れて出現する．

(3) 画像所見

びまん性の大脳の萎縮を認めるが，約半数に左右差がある．

(4) 診断[3, 36]

診断基準を表44に示した．

表44 大脳皮質基底核変性症の診断基準[36]

1. 中年期以降に発症し緩徐に進行する
2. 失行あるいはその他の大脳皮質徴候（病初期から顕著な一側優位性がみられることが多い） 　1）もっとも頻度が高く特徴的な症状は肢節運動失行であり，左右差が目立つ．2）肢節運動失行が明瞭でなくても，皮質性感覚障害，把握反応，「他人の手」徴候，反射性ミオクローヌスのいずれがあり，左右差が目立つ．3）観念運動失行が肢節運動失行よりも顕著な場合は，左右差は目立たないことが多い．4）まれに，認知症，異常行動，注意障害，失語などが早期から目立つ例がある．
3. 錐体外路徴候 　1）パーキンソニズム（無動，筋強剛，振戦），2）ジストニーなどが出現する．いずれの症状も下肢より上肢のほうが顕著なことが多い．
4. その他の神経症状 　1）偽性球麻痺（構音障害，嚥下障害）　2）尿失禁
5. 画像所見 　CT，MRI，SPECTで，一側優位性の障害（大脳半球の萎縮または血流低下）は診断において，重要な支持的所見である．しかし，両側性あるいはびまん性に異常所見が出現する例もあるので，診断上必須所見とはしない．

（次ページに続く）

表44 大脳皮質基底核変性症の診断基準³⁶⁾（続き）

6. 除外すべき疾患 　1) パーキンソン病　2) 進行性核上性麻痺　3) 多系統萎縮症（特に線条体黒質変性症） 　4) 薬剤，脳炎，脳血管障害，外傷など　5) 類似症状を呈するその他の疾患
7. 判定 　次の3条件を満たすものを皮質基底核変性症と診断する． 　1) 1を満たす． 　2) 2の1項目以上，および3の1項目以上がある． 　3) 6の疾患を除外できる． 　注：なお，必須ではないが，画像所見によって他の疾患を除外し，一側性優位性の障害を確認することが望ましい．

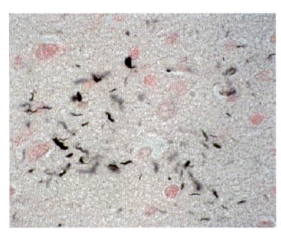

図14　アストロサイト斑（astrocytic plaque）
　　　（CBDの前頭葉，ガリアス染色）．
中心部には何もなく，同心円状にタウ陽性・ガリアス陽性の点状構造物が観察される．CBDに特異的で，アストログリアの異常構造と考えられている．
（山崎峰雄（2008）―シリーズカラーアトラス― 4．神経疾患の画像アトラス 変性性認知症の神経病理（IV）．日医大医会誌，4（3），140-142より引用）

4）他疾患とCBSの鑑別

臨床的にCBS（臨床なのでCBDでなくCBSである）と診断した症例を病理診断すると，①Josephs KAらの報告では，CBDは48％とほぼ半数にとどまり，他の症例は，PSP 48％，ピック病4％であった²⁷⁾．②Boeve BFらの報告でも，CBDは54％とほぼ半数で，他はAD 15％，ピック病7.7％，PSP 7.7％だった．CBDの臨床診断は誤診することが多いようである⁹⁾．

逆に，CBDと病理診断された症例の生前の臨床診断をみると，③Josephs KAらはCBSは48％で，その他はPA 19％，PSP 14％，FTD 10％であった．④Kertesz AらはPAが38％と一番多く，FTD 31％，CBS 23％，PSP 3％と報告している．このように，いろいろな疾患がCBDと類似した症状を呈している．

なお，CBDのタウ陽性率は100％でなく97％との報告もある．

5）治療

根本療法はなく，すべて対症療法である．治療は無動・筋強剛，ジストニア，ミオクローヌスなどの神経症状と，ピック（bvFTD）様症状，失語に対するものに分けられる．

(1) 薬物療法

①無動・筋強剛

レボドパおよびドパ脱炭酸阻害薬の合剤，ドパミンアゴニスト（ブロモクリプチンなど），セレギリン（MAOB阻害薬），アマンタジン，抗コリン薬（トリヘキシフェニジルなど），ゾニサミドなどが用いられるが，反応は不良である．さらに，抗うつ薬やドロキシドパ（ノルアドレナリン前駆物質）などが試みられているが，効果はあっても一時的である．

②ジストニア

抗コリン薬，レボドパ，筋弛緩薬（バクロフェン），ボツリヌス療法などが用いられるが，効果

は一時的である.
③ミオクローヌス
　クロナゼパムやバルプロ酸が有効だが，副作用（眠気，筋脱力）に注意が必要である.
④ピック様症状
　bvFTDの頁を参照（表17, 18, 21, 22, 25）.
⑤進行性失語
　PNFAの頁を参照（表17, 18, 21, 22, 25）.
(2) 非薬物療法（表45）
①運動療法
　関節可動域（ROM）訓練，日常生活動作訓練，歩行・移動の訓練，嚥下訓練などを実施する.
　筋力維持の運動（お尻上げ，膝を伸ばして脚を持ち上げる，自転車エルゴメーター）などを実施する.
②経頭蓋磁気刺激（transcranial magnetic stimulation：TMS）
　ジストニーに対して，非流暢性失語と同様に用いられことがある.
③経鼻的持続陽圧呼吸療法（continuous positive airway pressure：CPAP）ないし，biphasic positive airway pressure（BIPAP）
　睡眠時無呼吸症候群の呼吸補助に用いられる.
④その他
　認知機能の低下に対しては認知リハビリテーションが，BPSDに対してはバリデーション療法，行動療法，芸術療法などが用いられ，効果が認められることがある.

表45　CBDに使用可能な非薬物療法

1. 認知に焦点をあてたアプローチ	
①現実見当識療法　reality orientation training（ROT）	―
②認知リハビリテーション　cognitive rehabilitation	△
2. 感情に焦点をあてたアプローチ	
①バリデーション療法　validation therapy	△
②回想法　life review	△
3. 刺激に焦点をあてたアプローチ	
①音楽療法　music therapy	△
②芸術療法（絵画，陶芸など）arts therapy	△
③ペット療法　animal assisted therapy	△
4. 行動に焦点をあてたアプローチ（行動療法的アプローチ）	
①認知行動療法　behavioral & cognitive therapy	―
②リハビリテーション　rehabilitation（ADL therapy, occupational therapy）	○
5. その他のアプローチ	
①運動療法（有酸素運動など）functional therapy	○
②光療法　phototherapy／light therapy	―
③温泉療法　balneotherapy	△
6. 環境整備　improvement of living environment	○

○：有効，△：一部有効，―：使用経験なし

6) 介護と環境調整
(1) 介護
①排泄・入浴時は目を離さないことが必要である.
②排泄はあらかじめ時間で誘導する.
③声かけは念入りにする.
④物は整理して一つにまとめる.
　物を落としたときに，拾うことに集中してしまい，頭から転倒する場合がある．物が落ちないようにリモコンなどは紐で結んでおく，よく使う眼鏡や点眼などの小物は手の届く所に箱ごと固定してまとめたり，逆に気を引くものは見えない場所に片付けておく.
⑤ケガを和らげる対策を取ることが必要である.

(2) 環境調整
①不安を感じたり違和感を感じずに安心していられる場所であるべきである.
②徘徊などの行動障害があっても,身体的に危険がない場所を提供すべきである.
③興奮などのBPSDを抑えることができる場所が必要である.
④認知機能の低下に配慮した構造を提供すべきである.

5. 進行性核上性麻痺（progressive supranuclear palsy：PSP）

1）概要 [47, 59]

核上性注視障害,姿勢反射障害による易転倒性が目立つパーキンソニズム,および認知症を主症状とする慢性進行性の神経変性疾患である.J. Clifford Richardsonら（1963）が最初の臨床報告をしている.その後,スティールら（Steele JC, et al（1964）JAMA Neurology, 10（4）：333-359）らが,Richardsonらの発見した7剖検例を含む9症例をまとめ,PSPと命名して報告した.

2）病巣部位

中脳被蓋部の萎縮が中心である.**表46**のように,障害される部位によって臨床症状は異なる.また,前頭葉穹窿面の萎縮は側頭葉の萎縮より強いようである.萎縮部位は,神経細胞脱落,神経原線維変化とともにグリア細胞内封入体（4Rタウ）が出現する.アストログリアにはtuft-

表46　PSPの病理学的な病変分布と臨床像との対応

病理像	典型的PSP	歯状核・橋核変性	淡蒼球・視床下核・黒質	皮質の左右差
前頭葉・中心前回		中等度		高度
淡蒼球・視床下核	高度	高度	高度	高度
黒質	高度	高度	高度	高度
中脳・橋被蓋	高度	高度	高度	高度
歯状核	高度	中等度		
橋核		中等度		
臨床像	典型的PSP	脊髄小脳変性症と類似	パーキンソン病,純粋無動症と類似	CBDとの類似

凡例：高度／中等度／軽度

（吉田真理（2009）Clinical Neuroscience 27（3）：295-298 [77] より一部変更して引用）

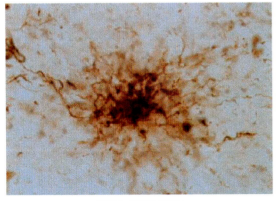

図15　房状星細胞
タウ陽性の突起が広がるアストログリア.
（山崎峰雄（2008）―シリーズカラーアトラス― 4. 神経疾患の画像アトラス 変性性認知症の神経病理（IV）日医大医会誌, 4（3）：140-142 より引用）

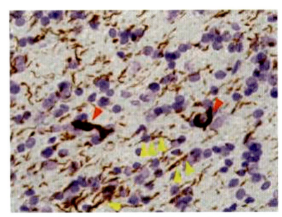

図16　コイル小体と嗜銀性スレッド（糸）
赤の矢頭：コイル小体,黄の矢頭：嗜銀性スレッド
（羽賀千恵,新井哲明,秋山治彦（2008）神経変性疾患と蓄積する蛋白について　新しい変性蛋白（TDP-43）を含めて.免疫染色玉手箱.診断より引用）

shaped astrocyte（図 15），オリゴデンドログリアにはコイル小体が形成される（図 16）．

なお，PSP と病理診断された症例の生前の診断をみると，PSP は 61％と半数以上だが，他は，CBD が 20％，PA が 10％，FTD が 4％みられると報告されている．なお，認知症状を呈する多くの例では，TDP-43 合併の可能性が示唆されている（TDP-43 病理の合併例では 80％に，TDP-43 病理の欠損例では 50％に認知症状が認められるといわれている）．

3）特徴的な症状
（1）診断
表 47 の診断基準に基づく．最近は NINDS-SPSP による臨床診断基準を基準としているが，ここでは参考文献に載せるだけにした（リチャードソン症候群［PSP-RS］には有用だが，他には感度が悪いためである）．

（2）臨床症状
中年期以降に発症する．初発症状はパーキンソン病に似ているが，安静時振戦はまれで，歩行時の易転倒性，すくみ足，姿勢反射障害が目立つ．進行するに従い，頸部の後屈と反り返った姿勢，垂直性核上性眼球運動障害（初期には眼球運動の随意的上下方向運動が遅くなり，最終的には下方視ができなくなる），構音障害や嚥下障害，想起障害と思考の緩慢を特徴とする認知機能低下，注意力の低下や遂行機能障害が出現する．最期は，歩行不能や立位保持不能となって，寝たきりになる．

（3）臨床型 14, 25, 72)
①リチャードソン症候群（古典的臨床亜型：PSP-RS）

特に頸部の筋強剛，姿勢反射障害，早期からの眼球運動障害（垂直方向性眼球運動の緩徐化）を呈する．全体の 54％を占める．

②PSP-P（parkinsonism）

非対称性パーキンソン症候群を呈する．転倒や認知障害，眼球運動障害は末期になるまで出現しないことが多いようである．

表 47 進行性核上性麻痺（PSP）の診断基準（古典的）42)

1. 40 歳以降で発症することが多く，また，緩徐進行性である．
2. 主要症候 1）垂直性核上性眼球運動障害（初期には垂直性眼球運動の緩徐化であるが，進行するにつれ上下方向への注視麻痺が顕著になってくる） 2）発症早期（概ね 1〜2 年以内）から姿勢の不安定さや易転倒性（すくみ足，立直り反射障害，突進現象）が目立つ． 3）ほぼ対称性の無動あるいは筋強剛があり，四肢末梢よりも体幹部や頸部に目立つ．
3. その他の症候 1）進行性の構音障害や嚥下障害 2）前頭葉性の進行性認知障害（思考の緩慢化，想起障害，意欲低下などを特徴とする）
4. 画像所見（CT あるいは MRI） 　進行例では，中脳被蓋部の萎縮（hummingbird sign），脳幹部の萎縮，第三脳室の拡大を認めることが多い．
5. 除外項目 1）L-ドパが著効（パーキンソン病の除外） 2）初期から高度の自律神経障害（低血圧と尿失禁）の存在（多系統萎縮症の除外） 3）顕著な多発ニューロパチー（末梢神経障害による運動障害や眼球運動障害の除外） 4）肢節運動失行，皮質性感覚障害，他人の手徴候，神経症状の著しい左右差の存在（皮質基底核変性症の除外） 5）脳血管障害，脳炎，外傷など明らかな原因による疾患
6. 判定 　次の 3 条件を満たすものを進行性核上性麻痺と診断する． 1）1. を満たす． 2）2. の 2 項目以上がある，あるいは 2. の 1 項目および 3. の 1 項目以上がある． 3）除外項目に該当しない．

③ PSP-PAGF (pure akinesia with gait freezing)
　純粋無動（歩行障害，小字症，発声障害）とすくみ足，易転倒性などを特徴とするが，末期まで筋強剛や振戦を欠く．
④ PSP-CBS
　CBS 類似の症状（左右差，失行，ミオクローヌス，筋強剛，ジストニアなど）を呈する．
⑤ PSP-PNFA
　非流暢性失語類似の症状を呈する．
以上の5群に区分される．なお，PSP-RSとPSP-PNFAの一部は，記憶障害が早期からみられることがあるためADとの鑑別診断が必要になる（2つをまとめてPSP-Dということもある）．

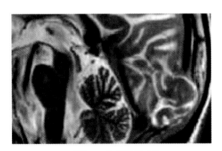

図17　ハチドリサイン

4）補助診断
（1）形態画像（図17）
　MRIでは，中脳被蓋部〜上丘の萎縮（ハチドリサイン：humming bird sign），上小脳脚の萎縮，中脳水道〜第三脳症の拡大が認められる．
（2）機能画像
　前頭葉上部や前運動野，尾状核の血流低下がある．
（3）臨床心理検査
　Stroop test, TMT, 語の流暢性検査, WCSTが前頭葉機能検査に有用である．

5）治療
（1）薬物療法[63]
①抗パーキンソン病薬を使用するが，効果は一時的ないし不良である．
②一時的に抗うつ薬（amitryptyline, trazodone）やドロキシドパで症状が改善することがある．
③認知障害が認められる場合は，抗認知症薬を使用するが，薬剤性パーキンソン症候群に注意して，少量から使用すべきである．
④BPSDでは，思考の緩慢化と意欲低下などが特徴的である．思考の緩慢化は皮質下認知症の特

表48　PSPに利用可能な非薬物療法

1. 認知に焦点をあてたアプローチ	
①現実見当識療法　reality orientation training（ROT）	△
②認知リハビリテーション　cognitive rehabilitation	△
2. 感情に焦点をあてたアプローチ	
①バリデーション療法　validation therapy	△
②回想法　life review	－
3. 刺激に焦点をあてたアプローチ	
①音楽療法　music therapy	△
②芸術療法（絵画，陶芸など）arts therapy	△
③ペット療法　animal assisted therapy	△
4. 行動に焦点をあてたアプローチ（行動療法的アプローチ）	
①認知行動療法　behavioral & cognitive therapy	△
②リハビリテーション　rehabilitation（ADL therapy, occupational therapy）	○
5. その他のアプローチ	
①運動療法（有酸素運動など）functional therapy	○
②光療法　phototherapy／light therapy	－
③温泉療法　balneotherapy	△
6. 環境整備　improvement of living environment	○

○：有効，△：一部有効，－：使用経験なし

徴のため，アマンタジンや脳代謝賦活薬を使用する．意欲低下については表21のような薬剤を用いる．
(2) 非薬物療法（表48）
①運動障害に対しては，リハビリテーションを行う．具体的には，歩行障害や運動障害に対して歩行訓練，姿勢の矯正，方向転換の訓練を行う．また，筋緊張の緩和には，頸部，体幹，四肢のストレッチ運動やバランス訓練を行う．温泉療法も利用可能である．
②認知機能に対しては，初期から中期には現実見当識療法，認知リハビリテーション，運動療法を用いる．
③BPSDに対しては，バリデーション療法，音楽療法を含む芸術療法などを用いる．
6）介護と環境調整
(1) 介護
①神経症状に対する介護

転倒や嚥下障害に対する介護が必要である．嚥下障害に対しては，食事形態や体位，食べ方の工夫が必要である．
②認知機能（記憶障害，注意障害，遂行機能障害）およびBPSDに対する介護は，bvFTDやCBSの介護に準じる．
(2) 環境調整
神経症状による視野障害や歩行障害による転倒の危険が高いため，転倒防止のための整理整頓や歩行介助のための手すりなどを設置すべきである．

6. 嗜銀顆粒性認知症（argyrophlic grain disease：AGD）

1）概要

高齢者の半数以上にみられ，認知症全体の10〜16％を占めるといわれている．以前は辺縁系認知症に分類されていた．臨床診断は生前には困難な場合が多いようである[11, 36, 62]（図18）．

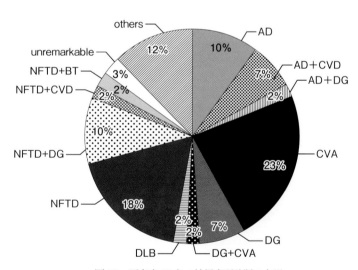

図18 百寿者57名の神経病理診断の内訳

AD：アルツハイマー型認知症，CVD：脳血管障害，DG：嗜銀顆粒性疾患，DLB：レビー小体型認知症，NFTD：神経原線維変化優位型認知症，BT：脳腫瘍

高尾らの報告した神経病理診断対象者の剖検時年齢は，101.5±1.7歳（100〜106歳）だった．アルツハイマー型認知症（AD）の所見を呈したものは，AD（10％）とAD+CVD（7％）とAD+DG（2％）の合計で19％と少なかった．一方，脳血管疾患（CVD）の所見は合計で34％（7％+23％+2％+2％），嗜銀顆粒性疾患（DG）の所見は合計で19％（2％+7％+10％），神経原線維変化優位型疾患（NFTD）の所見は合計で30％（18％+10％+2％）と多くみられた．また，老人斑の進展度はstage 0や1の軽度が，神経原線維変化の進展度はstage ⅢとⅣの中等度が，レビー小体病関連病理の進展度は軽度が，それぞれ多かった．一方，吉田真理の百寿者61名の報告（日本認知症学会2015）では，平均102±3歳で，アミロイドアンギオパチー79％，嗜銀顆粒性変化49％，レビー小体病関連病理は34％にみられたという．

（高尾昌樹，村山繁雄（2013）高齢者の脳. 老年精神医学雑誌, 24：26-34より一部変更して引用）

2）病巣部位 [16, 61]

萎縮は，**表49**のように扁桃核周辺から島回や下側頭回に進む．迂回回（ambient syrus）は高度の萎縮がみられる（**図19**）．なお，迂回回（ambient gyrus）は，通常は①海馬傍回（p）の吻側部を指すが，② Limen insulae（島限：前有孔質へと集まる島表面の部分）と同義，③海馬鉤の一部，と考える人もいるようだ．鉤回（uncus）は迂回回と半月回（semilunar gyrus）で構成され，前部は腹側で嗅内野と，後部は腹側で海馬傍回と接している．萎縮には左右差があるとする報告が多いようである．

嗜銀顆粒（argyrophilic grain）とグリアのタウ封入体（coiled bodies）がみられ，4R タウが成分である（**図20**）．また，アミロイドの沈着もみられることもあるが，AD レベルには達しない．なお，TDP-43 が同時に沈着する例（合併例）も報告されているが，これは高齢化が関係すると思われる．

3）特徴的な症状
（1）診断基準
ない．
（2）臨床症状

記憶障害，感情障害・パーソナリティ障害（易怒，拒否，感情易変，不機嫌など），食行動異常がみられる．AD に類似した例や ADL の保たれ

表49　嗜銀顆粒性認知症（AGD）の病期と障害部位

病期	迂回回ステージ （Stage Ⅰ）	側頭葉ステージ （Stage Ⅱ）	前頭葉ステージ （Stage Ⅲ）	新皮質ステージ （Stage Ⅳ）
障害部位	迂回回：扁桃核と側頭葉内側面の移行部	側頭葉内側面（嗅内野・固定海馬），側頭極	中隔，島回，前帯状回 ＊認知症状が著明になるという．	新皮質

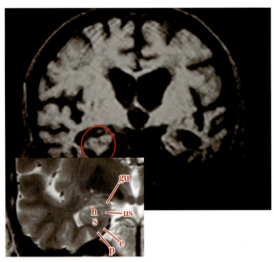

図19　嗜銀顆粒性認知症のMRI（冠状断）
左側の円は，海馬領域を示す．左下図のアルファベットは p. 海馬傍回，e. 嗅内皮質，h. 海馬頭部，s. 海馬台，gu. 鉤回，us. 鉤溝の略である．
（MRI 画像は，Asaoka T, Tsuchiya K, Fujishiro H, et al（2010）Argyrophilic grain disease with delusions and hallucinations: a pathological study. Psychogeriatrics 10：69-76 より引用改変）

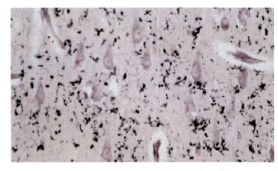

図20　嗜銀顆粒性認知症（AGD）
神経細胞の樹状突起を中心に，ガリアス陽性の点状構造物（タウ陽性の嗜銀顆粒）が出現する．
（山崎峰雄（2008）―シリーズカラーアトラス―4. 回）神経疾患の画像アトラス　変性性認知症の神経病理（Ⅳ）日医大医会誌，4（3）：140-142 より引用）

たMCIレベルの例が多いようだが，典型的なbvFTDを示す例や妄想，強迫行動を示す例の報告もある．

(3) 補助診断 [30]

高齢者であるとともに，画像検査で側頭葉内側面の形態・機能の左右差が有用な指標になるといわれている．MRIのVSRAD値が簡易知能検査（MMSEやHDS-Rなど）の得点に比して高値になるといわれる．

4) 治療

(1) 薬物療法

①抗認知症薬（アリセプトなど）の効果は一時的ないし少ないようである．
②妄想などの精神症状は非定型抗精神病薬の適応だが，高齢のため，より少量からの投与開始が望まれる．

(2) 非薬物療法（表50）

①認知機能低下が軽度な場合が多いため，認知リハビリテーションは有効と思われる．
② BPSD（易怒，拒否，感情易変，不機嫌）については，bvFTDの項目を参照．

5) 介護と環境調整

(1) 介護

認知機能（記憶障害，注意障害，遂行機能障害）およびBPSDに対する介護は，bvFTDやCBSの介護に準じる．

(2) 環境調整

環境調整（p108）を参照．

表50 AGDに利用可能な非薬物療法

1. 認知に焦点をあてたアプローチ	
①現実見当識療法　reality orientation training（ROT）	−
②認知リハビリテーション　cognitive rehabilitation	−
2. 感情に焦点をあてたアプローチ	
①バリデーション療法　validation therapy	△
②回想法　life review	△
3. 刺激に焦点をあてたアプローチ	
①音楽療法　music therapy	△
②芸術療法（絵画，陶芸など）arts therapy	△
③ペット療法　animal assisted therapy	△
4. 行動に焦点をあてたアプローチ（行動療法的アプローチ）	
①認知行動療法　behavioral & cognitive therapy	○
②リハビリテーション　rehabilitation（ADL therapy, occupational therapy）	○
5. その他のアプローチ	
①運動療法（有酸素運動など）functional therapy	○
②光療法　phototherapy／light therapy	−
③温泉療法　balneotherapy	−
6. 環境整備　improvement of living environment	○

○：有効，△：一部有効，−：使用経験なし

7. 神経原線維変化型老年期認知症（senile dementia of the neurofibrillary tangle type：SD-NFT）または神経原線維変化優位型認知症（neurofibrillary tangle predominant dementia：NFTD）

1）概要

SD-NFT または NFTD は dementia with neurofibrillary tangles ともいわれるが，以前には，Alzheimer's disease with NFT only や辺縁系神経原線維変化痴呆（認知症）（limbic neurofibrillary tangle dementia：LNTD）などとも呼ばれてきた．加齢に伴って増加する疾患である．山田らは 90 歳以上の剖検例の 20％を占めると報告している[73,74]．

2）病巣部位

神経原線維変化はみられるが，老人斑の沈着はないことがアルツハイマー型認知症と異なる．ただし，タウは 6 アイソフォームで，アルツハイマー型認知症と同じである．神経病理的には，扁桃核・海馬台（支脚）より海馬傍回と固定海馬（CA1 ＞ CA2）が主に障害される（すなわち，海馬後方の萎縮が優位）．扁桃核，島，中脳水道周囲灰白質，青斑核にも神経原線維変化がみられるが，新皮質にはまれである．神経原線維変化の分布は，Braak 分類のⅢ-Ⅳに該当する（図 21）．

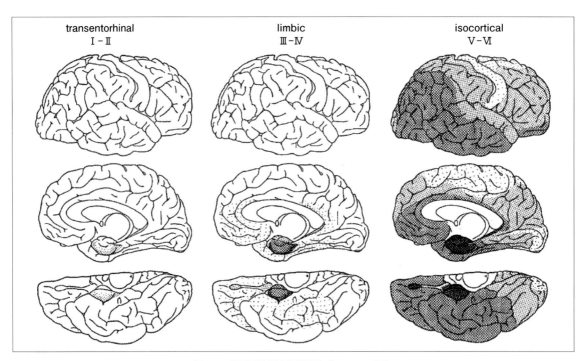

図 21　神経原線維変化性認知症の NFT 分布
(Braak H and Braak E（1991）acta Neuropathol, 82：239-259 より引用)
Ⅰ(stage 1)：まばらに嗅内野に神経原線維変化が出現．Ⅱ：嗅内野に神経原線維変化が増大する（Ⅰ，Ⅱでは認知機能は正常）．Ⅲ：嗅内野にゴーストタングル（神経細胞の膜がなくなり神経原線維変化だけが残っているもの）が出現．Ⅳ：嗅内野に多数のゴーストタングルが出現，CA4，扁桃核，海馬 CA1 に多数の神経原線維変化が出現．Ⅴ：海馬全体に神経原線維変化とゴーストタングルが出現，新皮質にも多数の神経原線維変化が出現する．

3）特徴的な症状

（1）診断基準

NFTD の診断基準はないが，表 51 の臨床診断ガイドラインが参考になる．なお，側坐核，Broca 対角束核（nucleus of diagonal band of Broca），前帯状回に障害がみられることから，記憶障害や性格変化（パーソナリィ障害）が出現するといわれている．巣症状は認めない．

（2）臨床症状

記憶障害のみが緩徐に進行する例が多いようである．

（3）脳画像所見

海馬の萎縮，側脳室下角の拡大が目立つが，大脳皮質の萎縮は比較的軽度である．アルツハイマー型認知症との鑑別には，アミロイド PET が有用である（NFT-D は陰性である，図 22）．

表 51 神経原線維変化型老年期認知症（SD-NFT）の臨床診断ガイドライン

1. 発症：老年期（特に後期）に記憶障害で発症する．
2. 臨床症状と経過：初期は記憶障害を主体とし，他の認知機能や人格は比較的保たれる．その後，徐々に進行し，見当識や他の認知機能も障害される．
3. 画像所見：海馬領域の萎縮，側脳室下角の拡大がある．びまん性萎縮は比較的軽度である．
4. 鑑別診断：アルツハイマー型認知症や他の非アルツハイマー型認知症を鑑別する必要がある．

（大江田知子，澤田秀幸（2013）神経原線維変化型老年期認知症．中島健二，他編：認知症ハンドブック．医学書院，東京，pp756-761 より引用）

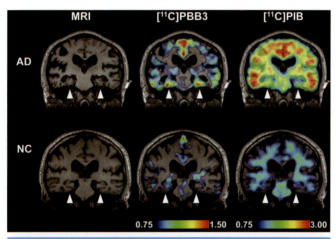

図 22 アミロイドイメージングとタウイメージング[50]

アミロイドとともに，タウの可視化も PET スキャンで可能になった．[11C] PBB3 は tau の沈着部位に結合し，[11C] PIB は amyloid の沈着部位に結合する．タウイメージングでは，アミロイドイメージングで判断できなかったアルツハイマー型認知症の障害部位の範囲や程度も確認できるようになった．今後，アルツハイマー型認知症ばかりでなく，タウが関連する前頭側頭葉変性症の鑑別診断にも利用できるものと思われる．
(Maruyama M, Shimada H, Suhara T, et al (2013) Imaging of tau pathology in a tauopathy mouse model and in Alzheimer patients compared to normal controls. Neuron, 79 (6)：1094-1108. doi: 10.1016/j.neuron.2013.07.037 より引用)

4）治療
(1) 薬物療法
抗認知症薬（アリセプトなど）が使用されるが，効果は一時的である．
(2) 非薬物療法（表52）
アルツハイマー型認知症と同じ非薬物療法が行われる．ただし，高齢な場合が多いため，視覚，聴覚障害に配慮すべきである．

5）介護と環境調整
(1) 介護
嗜銀顆粒性認知症に準じる．
(2) 環境調整
嗜銀顆粒性認知症に準じる．

表52 NFT-Dに利用可能な非薬物療法

1. 認知に焦点をあてたアプローチ	
①現実見当識療法　reality orientation training（ROT）	△
②認知リハビリテーション　cognitive rehabilitation	△
2. 感情に焦点をあてたアプローチ	
①バリデーション療法　validation therapy	△
②回想法　life review	△
3. 刺激に焦点をあてたアプローチ	
①音楽療法　music therapy	△
②芸術療法（絵画，陶芸など）arts therapy	△
③ペット療法　animal assisted therapy	△
4. 行動に焦点をあてたアプローチ（行動療法的アプローチ）	
①認知行動療法　behavioral & cognitive therapy	△
②リハビリテーション　rehabilitation（ADL therapy, occupational therapy）	○
5. その他のアプローチ	
①運動療法（有酸素運動など）functional therapy	○
②光療法　phototherapy／light therapy	−
③温泉療法　balneotherapy	−
6. 環境整備　improvement of living environment	○

○：有効，△：一部有効，−：使用経験なし

8. 前頭葉変性症（dementia lacking distinctive histology：DLDH）

1）概要 [4, 20, 43]
Lund大学のGustafsonらの報告では，前頭型ないし前頭側頭型の認知症の10％を占め，かつ家族歴を有するものが半数の50％に及ぶと報告されている．しかし，最近では，以前報告された多くの症例がユビキチン陽性のFTLD-Uと診断変更されてきている（染色技術や抗体の問題があったと考えられている）．

2）病巣部位
FTD（ピック病）などに比較して，大脳の萎縮は軽度である．まれに島や前部帯状回の萎縮を伴うが，線条体は正常か軽度の変化である．神経細胞減少，軽度のグリオーシス，海綿状態がみられ，ALSに似た所見があるといわれている．タウやユビキチンなどの沈着もなく，特徴ある臨床症状も病理所見もみあたらないことが特徴だが，日本の報告はまれで，外国で多く報告されている．

3）特徴的な症状
(1) 診断基準
なし．

(2) 臨床症状

bvFTDと類似し，行動障害や性格変化が中心症状である．時に進行性の力動失語，精神症状，感情障害，心気症状，Klüver-Bucy様症状がみられる例もある．

4) 治療

(1) 薬物療法

- bvFTD類似の症状は，bvFTDの3臨床類型の治療法を参照．
- 失語症状は，進行性失語（PPA）の治療法を参照．
- 感情障害や心気症状は，抗うつ薬が有効な場合がある．

(2) 非薬物療法

- bvFTD類似の症状の非薬物療法はbvFTDの3臨床類型を参照．
- 失語の非薬物療法は，リハビリ（言語訓練）が悪化防止に有効なことがある．

5) 介護と環境調整

(1) 介護

傾聴するとともに，難解な言葉遣いを避けた，わかりやすい説明や情報提供をする．bvFTDの介護に準じる．

(2) 環境調整

bvFTDの対応法を参照．

● 遷延性うつ病と前頭葉変性症は類似している ●

遷延性うつ病や難治性うつ病，さらには慢性うつ病と呼ばれているうつ病の一群のMRI所見には，前頭葉皮質や海馬の萎縮がみられる例があり，筆者は，これらを機能性疾患でなく器質性疾患と考えている．

ところで，Gustafsonらが報告した前頭葉変性症の場合も，家族歴のある例では，まだ同定されていない未知の沈着物質が存在する可能性も否定できないが，弧発例や感情障害がみられる例の中には，遷延性うつ病と鑑別が困難なものが認められるようである．

筆者は，うつ病は単一の疾患ではなく，症状群と思っている．うつ病と診断されたものの，種々の治療を行っても改善しないタイプや悪化するタイプの中には，未だ発見されていないたくさんの疾患，それも変性疾患が隠れているのではないだろうか．筆者もそれらのうつ病と診断される例の中から，ぜひ新しい疾患をみつけたいと思っている．

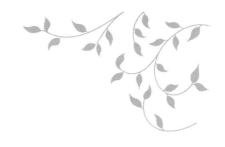

9. FTDP-17 (frontotemporal dementia and parkinsonism linked to chromosome 17)

1) 概要 34, 35, 64)

PPND (pallido-ponto-nigral degeneration) [69], MSTD (multiple system tauo-pathy with dementia) [51], HDDD (hereditary dysphasic disinhibition dementia) [40], DDPAC (disinhibition-dementia parkinsonism-amyotrophy complex) [70] などの名称で報告されていた疾患群が, 1996年の国際会議で, FTDP-17：frontotemporal dementia and parkinsonism linked to chromosome 17 と命名されたことに始まる. FTDP-17 は 2 種類に分類される. 1つは MAPT 遺伝子変異（タウオパチー）で, 現在 72 種類の報告があり, FTDP-17 の 25％を占める. また, FTD 症状を呈する疾患の 5.9～18％を占めるとも報告されている. もう1つは PGRN 遺伝子変異（TDP-43 プロテイノパチー type3）で, ユビキチン陽性, TDP-43 陽性の疾患 (TDP-43 プロテイノパチー type 1, type A) に属し, タウの蓄積は認めない. 現在 149 種類の報告があるが, 単一疾患の可能性が高い. FTD の 6～7％, FTDP-17 の 75％を占めると報告されている [22].

2) 病巣部位
(1) MAPT 遺伝子変異（タウオパチー）

前頭側頭葉皮質の萎縮, 基底核の萎縮, 黒質の色素脱出が認められる. また, 変異部位によって, 側頭葉内側面の萎縮が目立つ家系（IVS, N279K, S305N）と比較的保たれる家系（P301L, V337M）に分けることができるようである（図23）.

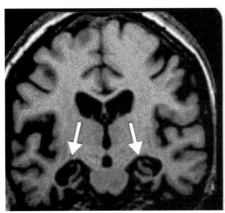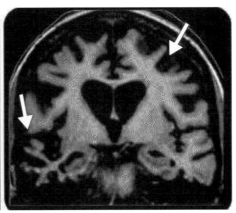

図23　FTDP-17 の MRI 画像
変位部位によって, 側頭葉内側面の萎縮が目立つ家系（N279K 左図）と, 比較的保たれる家系（P301L 右図）に分けることができる.
(Whitwell JL, et al (2009) Neurology, 73：1058-1065 [67] /Whitwell JL, et al (2009) Neurology, 72：813-820 [68] より引用改変)

(2) PGRN 遺伝子変異
　　　（TDP-43 プロテイノパチー）[60]

PGRN (Progranulin) は分泌型増殖因子で, ナンセンス変異依存分解機構によって分解され, 低下することが神経変性の原因とされている.

3) 特徴的な症状
(1) MAPT 遺伝子変異（タウオパチー）

タウ蛋白陽性の疾患（タウオパチー）に属し, 3R, 3/4R, 4R の 3 タイプがみられる. なお, 若年発症（65歳以下）がほとんどで, 常染色体優性遺伝が多いようである. 幻視, 自律神経症状がみられるが, 記憶障害はまれである. パーキンソン症状は多く, かつ早期より出現するのが特徴である. ただし, パーキンソン症状でなくジストニアや開眼失行がみられる家系もある. なお, FTDとパーキンソン症状のいずれが優位な症

になるかは家系によって異なる．また，失語や記憶障害から発症し，のちにFTDがみられる家系もあり，ADと鑑別が必要になることもある（**表53**）．

(2) PGRN遺伝子変異
（TDP-43プロテイノパチー，3型）[5,12]

FTD，PA，CBDなどの臨床症状を呈する．また，まれにSDなどの失語もみられる．PGRN（progranulin）遺伝子変異がある場合，より後方，すなわち頭頂葉の萎縮が生じ，計算障害，視覚／視空間障害，四肢失行などの臨床症状がみられるといわれる．また，パーキンソン症状の出現は遅く，病期が中期以降に多いようである．平均発症年齢は61±9歳である．

表53　FTDP-17（MAPT遺伝子変異群）について

遺伝子変異	家系／変異部位など	AD類似	FTD類似	臨床および病理学的特徴
FTDP-17（MAPT遺伝子変異）	N279K, L284L, R5L など（Exon10上か，Exon 10 splice site）	−	+	FTDP-17（4Rタウ優位） ①FTDよりパーキンソン症状優位 ②PSP（N279K変異）では，パーキンソン症状より，ジストニアや開眼失行がみられる．
	S305N, G272V, K369I, ΔK280（Exon10以外）	−	+	FTDP-17（3Rタウ・4Rタウ） ・パーキンソン症状より，前頭葉症状（FTD）優位
	E342V, G389R, L266L（4Rのみ）など	−	+	FTDP-17（3Rタウ・4Rタウ） ・失語から始まり，途中で性格変化（FTD）がみられる．
	R406W, S320F, L284L, R5H など	+	+	FTDP-17（4Rタウ優位） ・記憶障害から始まり，途中で性格変化（FTD）がみられる．

4）治療
(1) 薬物療法
① bvFTD類似の症状は，bvFTDの3臨床類型の治療法を参照．
② 失語症状は，進行性失語の治療法を参照．
③ パーキンソン症状の治療は，大脳皮質基底核変性症の薬物療法を参考．具体的には，レボドパおよびドパ脱炭酸阻害薬の合剤，ドパミンアゴニスト（ブロモクリプチンなど），アマンタジン，ドロキシドパ（ノルアドレナリン前駆物質）などが用いられる．なお，記憶障害や失見当識などの認知症状がある場合は，抗コリン剤や抗うつ薬は症状を悪化するため使用しない．
④ 計算障害，視覚／視空間障害には，抗認知症薬を使用するが，パーキンソン症状を悪化させることがある（レボドパなどパーキンソン治療薬を増量して対応する）．

(2) 非薬物療法（表54）
① bvFTD類似の症状の非薬物療法は，bvFTDの3臨床類型を参照．
② パーキンソン症状の非薬物療法は，リハビリテーションや運動療法が有効な場合がある．
③ 計算障害や視覚／視空間障害は，軽度の場合，認知リハビリテーションが有効なことがある．

表54 FTDP-17に利用可能な非薬物療法

1. 認知に焦点をあてたアプローチ	
①現実見当識療法　reality orientation training（ROT）	△
②認知リハビリテーション　cognitive rehabilitation	△
2. 感情に焦点をあてたアプローチ	
①バリデーション療法　validation therapy	△
②回想法　life review	△
3. 刺激に焦点をあてたアプローチ	
①音楽療法　music therapy	△
②芸術療法（絵画, 陶芸など）arts therapy	△
③ペット療法　animal assisted therapy	△
4. 行動に焦点をあてたアプローチ（行動療法的アプローチ）	
①認知行動療法　behavioral & cognitive therapy	○
②リハビリテーション　rehabilitation（ADL therapy, occupational therapy）	○
5. その他のアプローチ	
①運動療法（有酸素運動など）functional therapy	○
②光療法　phototherapy／light therapy	―
③温泉療法　balneotherapy	
6. 環境整備　improvement of living environment	○

○：有効, △：一部有効, ―：使用経験なし

5）介護と環境調整
（1）介護
①神経症状に対する介護は転倒や嚥下障害に対する介護が必要である．嚥下障害に対しては，食事形態や体位，食べ方の工夫が必要である．
②認知機能（記憶障害，注意障害，遂行機能障害）およびBPSDに対する介護は，bvFTDやCBSの介護に準じる．

（2）環境調整
①神経症状による視野障害や，歩行障害による転倒の危険が高いため，転倒防止のための整理整頓や歩行介助のための手すりなどを設置すべきである．
②徘徊などの行動障害があっても，身体的に危険がない場所を提供すべきである．
③興奮などのBPSDを抑えることができる場所が必要である．
④認知機能の低下に配慮した構造を提供すべきである．

10．湯浅－三山病（運動ニューロン疾患を伴うFTD／ユビキチン陽性封入体を持つFTLD：MNDID）

1）概要
運動ニューロン障害（MND）を伴うFTD（FTD-MND）は，湯浅－三山病（または三山病）と呼ばれていた[46,78]．弧発性が多く，一部家族性の報告もある（第9染色体，第15染色体が関連）．三山のまとめによると，この疾患の特徴は**表55**のようである．なお，ALS（FTLD-U）との差異が論じられていたが，2010年のFTLDの病理サブタイプ分類および用語では，湯浅－三山病はユビキチン陽性封入体を持つFTLD（MND-inclusion dementia：MNDID）という名称に変更され，統一された．この疾患はTDP-43の陽性率が100％である[39]．

2）病巣部位
湯浅は病理所見として前頭葉皮質神経細胞萎縮，黒質変性，頸髄前角細胞脱落などを報告して

いる．

原因となる TDP-43 封入体の分布は，海馬歯状回顆粒細胞，前頭葉，側頭葉皮質，島，尾状核，扁桃核，側坐核，運動野ベッツ細胞や下位運動ニューロンで，多数の NCI（神経細胞細胞質封入体）やグリア細胞封入体（GCI）として認められる．

3）特徴的な症状

40～65 歳に発症，男性に多く，孤発性が多い．平均罹病期間は 5 年以内で，誤嚥や呼吸麻痺から肺炎を併発し死亡する．診断基準はなく，記憶障害，注意集中困難，人格障害（人格水準低下），行動異常（徘徊，動作緩慢），感情障害（易怒，情動失禁，無関心，多幸）などで発症し，漸次進行する．その 6～12 ヵ月後より神経症状（四肢の筋萎縮，構音障害，嚥下障害）が出現する．鑑別診断は**表 55** のようである．

特徴的な症状は次のとおり．

- 前頭葉型認知症：人格障害，行動障害，言語障害，感情障害，記憶障害．
- CT／MRI にて前頭／側頭葉萎縮．
- MND を 1 年以内に伴う．

表 55　類似疾患の比較

	CJD	AD	PD	PSG	湯浅−三山病（MNDID）
記憶障害，失見当識	++	+++	+～++	+～++	+～++
行動異常	+	−～++	+++	++～+++	+～++
多幸，無関心	+	−～+	+++	++～+++	+～++
自発語減少，保続	+～++	++	+～+++	+～++	+～++
滞続言語	−	−	+++	−～++	−～++
失行，失認	+	+++	−	−～+	−
人格反応の障害	++～+++	−～++	+～+++	+～++	+～++
筋萎縮	++	−～+	−～+	−～+	++～+++
嚥下障害	+	−～+	−～+	−～+	++～+++
構音障害	++	−～++	−～++	−～+	++～+++
全経過（年）	1～4	5～10	8～10	1.5～8	1.3～5

CJD：クロイツフェルト・ヤコブ病，AD：アルツハイマー型認知症，PD：パーキンソン病，PSG：進行性皮質下グリオーシス．
（三山吉夫（1988）老年精神医学 5：59 より一部改変して引用）

4）治療

(1) 薬物療法 [29, 52]

① ALS/MND の治療

a. リルゾール（リルテック®）やビタミン B_{12} を使用する．

b. プラミペキソール（ビ・シフロール®，ミラペックス®）はパーキンソン治療薬として発売されているが，保険適用外である．

c. Ozanezumab（抗 Nogo-A 蛋白抗体）は現在 2 相治験中である．

② 認知機能（記憶障害，失行・失認）の治療　抗認知症薬を使用する．

③ 神経症状

a. 構音障害・嚥下障害　抗パーキンソン薬（レボドパなど）や半夏厚朴湯(はんげこうぼくとう)を使用する．

④ 精神症状

a. 失行・失認　抗認知症薬や脳代謝賦活薬を使用する．

b. 保続　抗認知症薬や脳代謝賦活薬を使用する．

c. 無関心　bvFTD の治療を参照．

d. 多幸　抗認知症薬や脳代謝賦活薬を使用する．

(2) 非薬物療法（表 56）
① bvFTD 類似の症状の非薬物療法は，bvFTD の 3 臨床類型を参照．
② 神経症状は，リハビリテーションが有効である．
③ 筋症状は，リハビリテーションが有効である．サルコペニアとして運動は有酸素運動とレジスタンス運動（筋力トレーニング）を行う．また，蛋白（イソロイシン，ロイシン，バリンなどの分岐鎖アミノ酸）などの栄養も考慮する必要がある．

5）介護と環境調整
(1) 介護
① 神経症状に対する介護は転倒や嚥下障害に対する介護とほぼ同じである．嚥下障害に対しては，食事形態や体位，食べ方の工夫が必要である．
② 認知機能（記憶障害，注意障害，遂行機能障害）および BPSD に対する介護は，bvFTD や CBS の介護に準ずる．

(2) 環境調整
① 神経症状による視野障害や歩行障害による転倒の危険が高いため，転倒防止のための整理整頓や歩行介助のための手すりなどを設置すべきである．
② 徘徊などの行動障害があっても，身体的に危険がない場所を提供すべきである．
③ 興奮などの BPSD を抑えることができる場所が必要である．
④ 認知機能の低下に配慮した構造を提供すべきである．

表 56　FTLD-U に利用可能な非薬物療法

1. 認知に焦点をあてたアプローチ	
①現実見当識療法　reality orientation training（ROT）	－
②認知リハビリテーション　cognitive rehabilitation	△
2. 感情に焦点をあてたアプローチ	
①バリデーション療法　validation therapy	△
②回想法　life review	△
3. 刺激に焦点をあてたアプローチ	
①音楽療法　music therapy	△
②芸術療法（絵画，陶芸など）　arts therapy	△
③ペット療法　animal assisted therapy	△
4. 行動に焦点をあてたアプローチ（行動療法的アプローチ）	
①認知行動療法　behavioral & cognitive therapy	△
②リハビリテーション　rehabilitation（ADL therapy, occupational therapy）	○
5. その他のアプローチ	
①運動療法（有酸素運動など）　functional therapy	△
②光療法　phototherapy／light therapy	－
③温泉療法　balneotherapy	－
6. 環境整備　improvement of living environment	○

○：有効，△：一部有効，－：使用経験なし

表57 ALSにみられる遺伝[1, 29]

遺伝子部位	染色体部位	遺伝子	遺伝	認知症	備考
ALS1	21q22	Cu/Zn superoxidase dismutase 1 (SOD 1)	AD	—	家族性ALSの12%〜23%
ALS2	2q33	Alsin (ALS 2)	AR	—	
ALS3	18q21	不明	AD	—	
ALS4	9q34	Senataxin (SETX)	AD	—	1家系
ALS5	15q15-21	Spatacsin	AR	—	10家系
ALS6	16q11.2	FUS/TLS	AD	—	家族性ALSの4〜5% 孤発性ALSの0.5%程度
ALS7	20p13	未同定	AD	—	
ALS8	20q13.3	Vesicle associated membrane protein-associated protein B (VAPB)	AD	—	7家系
ALS9	14q11.2	Angiogernin (ANG)	AD	—	
ALS10	1p36.2	TARDBP	AD	○	家族性ALSの3〜6% 孤発例の0.5%
ALS11	6q21	FIG4	AD	—	10例の患者
ALS12	10p13	Optineurin (OPTN)	AD/AR	—	家族性ALSの1〜4%
ALS13	12q24.12	Ataxin-2 (ATXN2)	AD	—	孤発性ALSの危険因子
ALS14	9p13	Valosin-containing protein (VCP)	AD	○	多系統タンパク質症（multisystem proteinopathy：MSP）と呼ばれる.
ALS15 (ALS-FTD)	Xp11.21	Ubiquillin 2 (UBQLN2)	AD	○	5家系 ALS-FTD
ALS16	9p13.3	Sigma nonopioid intracellular receptor 1 (SIGMAR1)	AR	—	
ALS17 (FTDP-3)	3p11.2	Chromatin-modifying protein 2B (CHMP2B)	AD	○	ALSの1% SMAの10%
ALS-FTD	9p21.2	C9ORF72	AD	○	ALS-FTDの20〜60% 家族性FTLDの20% 孤発性FTLDの7〜10%. アジアはまれ
ALS18	不明	PFN1	AD	—	まれ
ALS19	不明	v-erb-B2 Avian erythroblastic leukemia viral oncogene homolog 4 (ErbB4)	AD	—	
ALS20	不明	heterogenous nuclear ribonucleoprotein A1 (hnRNPA1)	—	—	多系統タンパク質症（multisystem proteinopathy：MSP）と呼ばれる.
番号未設定	12q24	D-Amino acid oxidase (DAO)	AD	—	
番号未設定	2p13.1	Dynactin 1 (DCTN1)	AD	—	
番号未設定	5q35	Sequestosome-1 (SQSTM 1)	AD	—	p62が産物. 骨パジェット病の原因
番号未設定	不明	TATA box-binding protein-associated factor (TAF 15)	—	—	まれ
番号未設定	17q21.3	progranulin (GRN)	AD	—	FTD
番号未設定	不明	ニューロン特異的クロマチンリモデリング複合体 chromatin regulatrs, including the neuronal chromatin remodeling complex (nBAF) component	—	—	

AD：優性，AR：劣性，○：認知症あり，—：不明．

11. C9ORF72 変異遺伝子を伴う FTLD

1) 概要 [10, 67]

9p21 に連鎖をもつ FTD-MND は，C9ORF72 の非翻訳領域にある hexanucleotide（GGGGCC）の延長がみられる（図24）．なお，hexanucleotide の延長によって神経変性が生じる理由については，①異常に延長したリピートをもつ RNA に RNA 結合タンパク質が選択的かつ大量に吸着されることで，それらの RNA 結合タンパク質の機能不全をきたす，②リピート配列が C9orf72 変異対立遺伝子の転写もしくはスプライシングの異常を引き起こす結果，C9orf72 タンパク質のハプロ不全が生じる，または③イントロンに存在する GGGGCC リピート配列がジペプチドリピートタンパク質（ポリグリシン - アラニンおよびポリグリシン - プロリン）へと翻訳される，という3説がある．なお，弧発例でもリピートの延長が疾患の原因といわれている．

これは，遺伝性脊髄小脳変性症2型の原因となる ATXN2 遺伝子（Ataxin-2 をコードする）の CAG リピート配列が，筋萎縮性側索硬化症の患者において有意に伸長していることと同じように，ハンチントン舞踏病などポリグルタミン病を思い出させるともに，何らかの関連性を示唆する重要で象徴的な特徴と考えられる．

2) 病理

脊髄に TDP-43 封入体を認め，古典的 ALS の病理像を呈する一方，大脳皮質，海馬，小脳における広範な NCI（Neuronal Cytoplasmic Inclusions）および p62 蛋白陽性，TDP-43 陰性の封入体を認め，特に前頭葉皮質と海馬アンモン角 CA4 の部位に有意な変化がみられると報告されている．

3) 臨床症状

家族例と弧発例がある．外国では，家族性 ALS の 21％〜57％，孤発性 ALS の 3％〜21％ を占めると報告されたが，日本では家族性 ALS の 2.8％，孤発性 ALS の 0.4％とやや頻度は低いようである．

臨床症状では，bvFTD, 失語（PNFA/SD），パーキンソン症状，MND/ALS が認められる．

4) 治療・介護

報告はない．対応は bvFTD, PNFA, SD, CBD と三山病（ALS-D）の項目を参照．

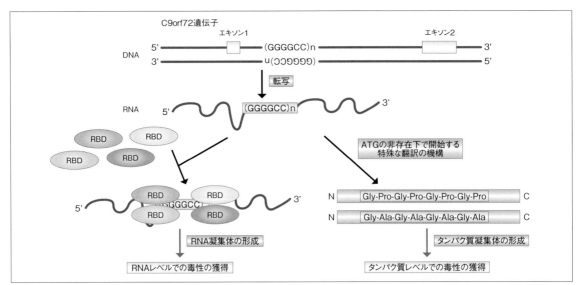

図24　C9orf72 遺伝子の GGGGCC リピート配列の異常な伸長と細胞死の誘導の機構
RBD：RNA 結合タンパク質
(河原行郎（2013）領域融合レビュー, 2, e010 [32] より引用)

12. その他の関連疾患

1) ニューロフィラメント封入体病／神経細胞性中間径フィラメント封入体病(neuronal intermediate filament inclusion disease：NIFID)

(1) 概要 [17,76]

Josephs らがニューロフィラメント陽性の封入体を有する FTLD として 2003 年に報告した[27]. α-インターネキシン陽性 NCIs よりも FUS 陽性 NCIs の数が多く認められるため，NIFID においては α-インターネキシンよりも FUS がより本質的な病因蛋白と考えられている（表58）.

(2) 病巣部位

前頭葉の局所的萎縮が特徴的で，そのほかには側頭葉・頭頂葉・尾状核も萎縮する.

表58 ユビキチン陽性，TDP-43 陰性の疾患[17]

	MNDの割合	臨床型	ニューロフィラメント	ユビキチン	FUS：Fused in sarcoma	α-インターネキシン
ニューロフィラメント封入体病（NIFID） neuronal intermediate filament inclusion disease	50%	bvFTD FTD-MND CBS/PLS	＋	＋	＋	＋
抗塩基性封入体病（BIBD） basophilic inclusion body disease	50%	bvFTD FTD-MND PSP CBD/PLS ALS	－	＋	＋	－
非定型 FTLD（aFTLD-U） atypical FTLD with ubiquitin-only immunoreactive changes	なし	bvFTD	－	＋	＋	－
FTLD-UPS FTLD with immunohistochemistry against proteins of the ubiquitin proteosomal system	まれ	CHMP2B bvFTD	－	＋ p62*	－	－

* p62 蛋白：ユビキチン結合領域と LC3 結合領域をもつ蛋白質. ユビキチン化された蛋白質をオートファゴソームへと運ぶ役割がある.

(3) 特徴的な症状

発症年齢は，23～56歳と若年発症の疾患で，平均年齢は 40 ないし 42 歳である. 罹病期間は 2.7～13年で平均 5 年である. 臨床のパターンは，① bvFTD，② 認知症を伴う ALS，③ ALS のみ，④ CBD，⑤ PA など，広範囲に分布している. なお，一部の例には，失行，他人の手徴候，片側のパーキンソニズムがみられることがあると報告されている.

(4) 治療・介護・環境調整

根治的な対応方法はない. bvFTD 類似の症状については bvFTD の治療・介護・環境調整を，ALS については湯浅−三山病の治療・介護・環境調整を，パーキンソン症状や他人の手徴候は CBD ないし PSP の治療・介護・環境調整を参照のこと.

2) 好塩基性封入体病(basophilic inclusion body disease：BIBD)

(1) 概要 [17,76]

BIBD は ALS が発症した後に認知症を合併する例，bvFTD で始まり ALS を合併する例が存在する. 線条体，黒質の萎縮，大脳萎縮があり，好塩基性封入体は大脳皮質，線条体，海馬，扁桃核，黒質，小脳歯状核，下位運動ニューロンなどにみられる.

NIFID と BIBD は，共に FTLD ないし MND/ALS の臨床症状を呈するが，類似した臨床症状のため鑑別は難しい. 初期症状は，BIBD が構音

障害や記憶障害，NIFID が構音障害のことが多いようである．また，両疾患共に，上位および下位ニューロン徴候，パーキンソン症状，頭頂葉症状が認められる．なお，BIBD では，不随意運動を伴う．いずれの疾患も1年以内に認知症状が発症するようである．

(2) 病巣部位

NIFID, BIBD, DUI (dementia with ubiquitin-positive inclusions) の臨床像と病理所見を表58と図25に示した．NIFID と BIBD の両疾患は，共に尾状核に強い萎縮がみられる．さらに前中心回，尾状核，淡蒼球，視床，扁桃体，海馬，黒質と錐体路にも大きな変化がみられるが，下位ニューロンの変化は軽度である．なお，NIFID では，前頭・頭頂葉の凸面の萎縮もみられる．

NIFID の封入体は α-internexin 陽性の例が多いようである．一方，BIBD にみられる封入体は，α-internexin，タウ，α-シヌクレイン，ニューロフィラメント共に陰性であるが，p62蛋白については陽性を示す例がみられている．なお，NIFID の中には，α-internexin やニューロフィラメント以外の原因不明の蛋白が病因とみられている例もある．

(3) 特徴的な症状

横田らの報告した BIBD 8例の臨床は，発症年齢は平均45歳，罹病期間は平均7.5年である．また，臨床型は，FTD3例，MND2例，ALS2例，PSP1例であった．ただし，SD はみられなかった．臨床症状は，筋力低下，構音障害，嚥下障害，筋萎縮など下位運動ニューロン障害が主体で，精神症状・認知症状を認めない場合もあった．また，失行，他人の手徴候，アテトーゼやヒョレア様の不随運動などがみられることもあるといわれている．

(4) 治療・介護・環境調整

根治的な対応方法はない．bvFTD 類似の症状については bvFTD の治療・介護・環境調整を，ALS については湯浅－三山病の治療・介護・環境調整を，パーキンソン症状や他人の手徴候は CBD ないし PSP の治療・介護・環境調整を参照のこと．

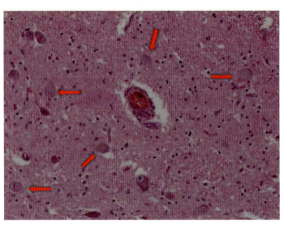

図25 好塩基性封入体（疑核；HE 染色）[17]
赤い矢印の部位に封入体がみられる．

3) 非定型 FTLD-U (atypical FTLD with ubiquitin-only immunoreactive changes：aFTLD-U)

(1) 概要 [17, 45, 49, 76]

2008年に Mackenzie らは FTLD-U 例について検討した結果，93％が FTLD-TDP，7％が aFTLD-U であったと報告している．

(2) 病巣部位など

側頭葉尾よりも前頭葉の萎縮が強いようである．FUS の抗体による染色では，神経細胞質内封入体（neuronal cytoplasmic inclusions：NCIs)，神経細胞核内封入体（neuronal intranuclear inclusions：NIIs)，変性神経突起（dystrophic neuritis：DNs)，グリア細胞質内封入体（glial cytoplasmic inclusions：GCIs）が認められる．また，臨床症状は認めないものの，延髄や脊髄にFUS陽性のNCIが認められていることからALSとの関連性が示唆されている．なお，この疾患では，FUSの遺伝子変異は見つかっていない．

(3) 特徴的な症状

発症は平均35.3±4.1歳で，bvFTDの臨床像を示す．

(4) 治療・介護・環境調整

根治的な対応方法はない．bvFTD類似の症状についてはbvFTDの治療・介護・環境調整を参照．

4) 進行性皮質下グリオーシス (progressive subcortical gliosis)

(1) 概要 [31,53,54]

1949年にNeumann MAがピック病Ⅱ型（群）として3例を報告したことに始まる．1967年，NeumannとCohnは，さらに4例を追加し，primary subcortical gliosis / progressive subcortical gliosisと名付けた．本邦では皆川正男らが最初に報告した（1973年）．

(2) 病巣部位

神経病理学的には，大脳皮質に著明な変化はなく（葉性萎縮はみられるが），視床と基底核を首座として，皮質Ⅵ層が接合する皮質相互の短回路部位（皮質下白質）や軟膜下皮質などに，グリオーシス（繊維性アストログリアの増加）がみられる．

(3) 特徴的な症状

発症は50～60歳代に多いが，30歳以下や79歳以上にもみられるといわれる[39]．性差は認めない．大部分の例は弧発例だが，第17染色体長腕（17q21-22）部位に連鎖をもつ例も存在する．

臨床症状はピック病と類似する例ばかりでなく，ADと診断される例もある．人格や情動の変化，判断力や病識の低下，社会的な行動障害，幻覚・妄想，うつ状態などで発症し，その後，重度の記憶障害，構音障害，失語，失行，錐体外路症状などが出現する[39]．時には，進行性核上麻痺（PSP）などの臨床状態を呈することもある[32]．

全経過は5～15年で，急激な発症では脳出血と誤診されることもある[53]．

なお，MRI画像で診断できる可能性はあるが，生前診断は困難なことが多いようである（図26）．

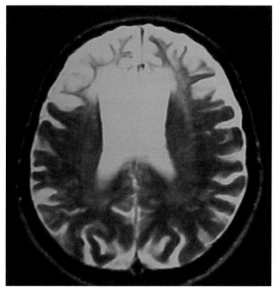

図26 進行性皮質下グリオーシスのMRI所見
両側前頭葉の皮質下白質の変化がみられる．
（Caixeta L（2007）What matters in white matter dementia? Dementia & Neuropsychologia, 2：131-139 より引用）

(4) 治療

報告はない．対症療法の範囲だが，BPSDに応じてbvFTDの箇所で述べたような治療をする．

(5) 介護・環境調整

報告はない．治療と同様に，BPSDに応じて対応する．パーキンソン症状はCBDないしPSPの介護・環境調整を参照．

5) 骨Paget病と前頭側頭型認知症を伴う遺伝性封入体筋炎（inclusion body myopathy associated with Paget disease of bone and frontotemporal dementia : IBMPFD）

(1) 概要・病巣部位 [23]

変異遺伝子は，第9染色体p13にあるvalosin-containing protein（VCP）をコードする遺伝子である．現在，20種のVCP遺伝子変異が報告されている．ユビキチン化された蛋白とVCPが結合すると，プロテオソームに誘導され，分解されるが，この結合レベルに障害がみられるといわれている．骨，筋，脳の変性は，同時に進行するとされている．Cairnsらの分類では，ユビキチン・プロテアソームを伴うFTLDになる．

(2) 特徴的な症状

認知障害は，平均年齢54歳で，健忘，意欲低下，焦燥感より発症し，人格変化がみえてくる．一方，封入体ミオパチーは，平均40歳で発症し，四肢近位中心の筋力低下より始まり，体幹の筋萎縮に進む．肩胛骨の翼状化が特徴的である．骨パジェット病は平均40歳で発症し，脊椎，骨盤，頭蓋骨に骨の肥厚と軟化を起こす．脳画像所見では，形態的には全般的な大脳萎縮がみられる．

(3) 治療

①薬物療法

a. 人格変化

bvFTDなどの治療に準じる．

b. ミオパチー

根治療法はない．疾患は異なるが，ジストロフィーや多発性筋炎に対しては，プレドニゾロンを使用する場合がある．

②非薬物療法

運動機能を維持し，進行を遅らせるためにリハビリテーションや装具の検討をする．呼吸障害や心臓の合併症が出てくれば，症状に合わせた治療が必要になる．

(4) 介護・環境調整

報告はない．治療と同様に，BPSDに応じて対応する．身体症状の合併については，介護器具や歩行器などを用いる．また，転倒を予防するように，生活環境の整理整頓をすべきである．

6) chromosome 3 linked frontotemporal dementia（FTDP-3）

(1) 概要 [79]

デンマークのユトランド半島に存在する大家系の報告である．変異遺伝子は，第3染色体中心体近傍短腕部のcharged multivesicular body protein（CHMP）2Bである．CHMPはESCRT Ⅲ複合体サブユニットの一つで，役割を終えた神経膜をmultivesicular bodyに形成する際に関係する．multivesicular bodyはライソゾームに融合して，最終的に細胞膜蛋白を分解するため，それらの過程に障害を起こすといわれている．

(2) 病巣部位

大脳皮質の変化は，前頭葉の前方部に優位で，側頭葉や頭頂葉にもある程度所見がある．他方，扁桃体，海馬，線条体は変化しないといわれている．

(3) 特徴的な症状

40〜60歳台に発症．人格の変化で始まり，前頭葉症状が優位にみられる．時に，側頭葉あるいは頭頂葉症状も発現する．脳画像所見では，形態的には前頭葉優位で，全般的な萎縮を認める．機能的には，前頭葉・側頭葉・頭頂葉の血流低下がみられる．

(4) 治療

報告はない．対症療法の範囲だが，BPSDに応じてbvFTDの箇所で述べたような治療をする．

(5) 介護・環境調整

報告はない．治療と同様に，BPSDに応じて対応する．

7）石灰沈着を伴うびまん性神経原線維変化症（小坂－芝山病）

（1）概要 2, 73)
1992年小坂と芝山が別々の雑誌にほぼ同時期に報告したことから，小坂－芝山病とも呼ばれる．なお，報告は日本が多く，海外からの報告は少ないようである．

（2）病巣部位
脳萎縮はピック病に類似し，側頭葉と前頭葉が萎縮する．また，海馬や上側頭回も萎縮がみられる．基底核や小脳歯状核の石灰化を伴うため，Fahr病や副甲状腺機能障害との鑑別が必要である（図27）．

（3）特徴的な症状 75)
今までに30例以上の報告がある．40～60歳台の初老期に発症し，1：3と女性に多いようである．記憶障害ないし人格変化が初発発症で，平均10年をかけ緩徐進行する．幻覚，妄想，自発性低下，健忘失語，滞続言語，感覚失語を伴うこともある 21)．パーキンソン症状は多くの症例でみられる．なお，口唇傾向も時にみられる．タウはADと同じ3タウ＋4タウの混合型だが，αシヌクレインやTDP-43が合併する例もみられている．

（4）鑑別診断
①小坂－芝山病

頭部画像所見で側頭・前頭葉の限局性萎縮と同部位の血流量の低下，淡蒼球・歯状核の石灰沈着がみられる．なお，血中Ca・P・Mgの異常はなく，副甲状腺機能の障害もみられない．

②Fahr病（家族性特発性基底核石灰化症）

通常は側頭葉優位ないし前頭・側頭優位などの限局した脳萎縮は報告されない．また，アミロイドPET所見も陰性である．多くは孤発性の発症で，男女差はなく，好発年齢は30～50歳．症状はパーキンソニズム，舞踏運動・アテトーゼなどの不随意運動，認知機能の低下，小脳失調などである．早発型（30歳ごろ発症）と遅発型（50歳ごろ発症）の2型があり，前者は幻覚・妄想などの精神症状を呈することが多く，後者は記憶障害など認知機能の低下が多いようである（なお，後者は小坂－芝山病であるともいわれている）．

③特発性ないし偽性副甲状腺機能低下症

脳内に石灰化がみられる．特発性副甲状腺機能低下症は血中副甲状腺ホルモン（PTH）の低下が原因で血清Caも低下するが，外因性のPTHには正常に反応する疾患である．他方，偽性副甲状腺機能低下症は，PTHへの不応性が原因である．血清Caは正常，PTHも正常の場合もある．家族歴があり，低身長，肥満，第4指の短縮などの発育異常を伴う．

④その他の疾患

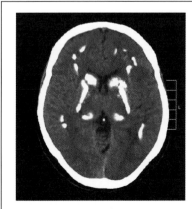
Fahr病 15)

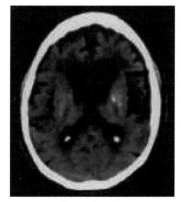
小坂－芝山病 75)

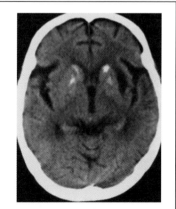
特発性副甲状腺機能低下症 55)

図27　Fahr病，小坂－芝山病と副甲状腺低下症の鑑別

頭蓋内に石灰化を呈する疾患として，甲状腺機能低下症，ミトコンドリア病，SLE，HIV，一酸化炭素中毒なども報告されている．

(5) 治療
・報告はない．対症療法の範囲だが，BPSD に応じて bvFTD の箇所で述べたような治療をする．
・パーキンソン症状については，CBD ないし PSP の箇所で述べたような治療をする．

(6) 介護・環境調整
根治的な対応方法はない．bvFTD 類似の症状については bvFTD の介護・環境調整を，パーキンソン症状は CBD ないし PSP の介護・環境調整を参照．

8) Presenilin-1 linked frontotemporal dementia

(1) 概要 [13]
表59のように，アルツハイマー病にはプレセニリンと APP ミスセンス変異が知られているが，一部のプレセニリン変異には FTLD の症状を呈する群がみられる．

(2) 病巣部位
前頭側頭葉の萎縮が著明である．老人斑はなく，ピック球が認められる．

(3) 特徴的な症状 [48, 57]
変異遺伝子は，第14染色体 PS-1 にみられる．それらの家系の中で，G183V 変異の家系の臨床症状は，50歳台に発症し，無気力，無愛想，多幸性，食欲亢進がみられる．なお，初期は記銘力と見当識は保たれる．4年後に尿失禁，5年後焦燥感の亢進と暴力行為，7年後に寝たきりとなっている．他の家系には，PS-1 の L113P と insArg352 変異の報告がある．
脳画像所見は，前頭葉と側頭葉の萎縮が報告されている．

(4) 治療・介護
報告はない．対症療法の範囲だが，BPSD に応じて bvFTD の箇所で述べたような治療・介護を行う．

表59 アルツハイマー病にみられる遺伝子変異

遺伝子型	家系など	AD類似	FTLD類似	診断名／臨床症状
PSEN1/2 変異	通常家系	+	−	現在，174種類の報告あり
	L113P, G183V, insArg352	−	+	Presenilin-1 linked frontotemporal dementia として，3種類の報告あり
なし（弧発型）	−	+	−	通常のアルツハイマー型認知症
APP ミスセンス変異	KM670/671（スウェーデン） V715M（フランス） V715A（ドイツ）	+	−	現在，32種類の報告あり
	Italian E693K	−	−	CAA 症状のみ．AD 症状なし
	Flemish A692G CAA（+）伴う	+	−	CAA と AD の症状あり

9) dystrophia myotonica / myotonic dystrophy type 3 (DM3): non-DM1, non-DM2 multisystem myotonic disorder with frontotemporal dementia

(1) 概要 [8]
フランスに家系がある．変異遺伝子は，第15染色体 q11-25 ないし q21-24 と推定されるが，まだ同定されていない．

(2) 臨床症状
30〜60歳台に筋脱力やミオトニアで発症．記銘力障害，構成障害，会話能力の減退がみられる症例が多いが，脱抑制，焦燥感，攻撃性，無気力などの FTD 症状がみられる症例もある．4年ほどで疎通性がとれなくなるといわれている．画像所見では，形態的には，シルビウス裂の開大を伴う大脳皮質の萎縮が特徴的で，大脳白質の異常は認めない．SPECT など機能的画像では，前頭葉

の血流低下がある．
(2) 神経病理所見
　海綿状変性がみられる．タウの蓄積がみられる．
(3) 治療・介護
　報告はない．対応は bvFTD の項目を参照．

10) グリア細胞球状封入体を伴う白質タウオパチー（WMT-GGI）
(1) 臨床症状
　臨床型は，bvFTD が多く，一部に MND（PLS）を伴う例もある．
(2) 神経病理所見 [37]
　Kovacs GG らが報告した 7 例の内容によると，神経病理では，前頭葉，側頭葉，鉤状回，扁桃核の細胞消失とグリオーシスが顕著で，左右差がみられる場合もある．また，大脳白質のオリゴデンドログリア細胞内に 4R タウの球状封入体が多数認められる．
(3) 治療・介護
　報告はない．対応は bvFTD と湯浅－三山病（ALS-D）の項目を参照．

11) 認知症を伴う多系統タウオパチー（MSTD）
(1) 臨床症状 [18]
　家族例と弧発例がある．臨床症状は，脱抑制，寡動，筋強直，上方視麻痺などである．
(2) 神経病理所見
　新皮質と皮質下核，脳幹部，脊髄の神経細胞とオリゴデンドログリアにタウの沈着がみられる．
(3) 治療・介護
　報告はない．対応は bvFTD と PSP の項目を参照．

12) TARDBP 変異遺伝子を伴う FTLD
(1) 臨床症状 [6]
　MND の家族発症例にみられることが多いようである．bvFTD や SD の臨床型で発症し，その後に MND がみられる例もある [6]．なお，K263E の変異がみられた症例は bvFTD とともに，PSP や舞踏病様運動がみられたと報告されている．
(2) 原因
　ALS10 に分類され，TDP-43 が沈着する．細胞質内の異常局在と Bcl-2 を介した小胞体 Ca シグナル異常と考えられている（図 28）．

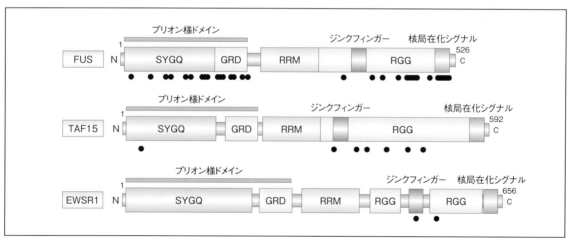

図 28　FET ファミリーの構造と筋萎縮性側索硬化症（ALS）に特異的な変異
変異の位置を黒色の丸で示している．SYGQ：セリン－チロシン－グリシン－グルタミンリッチドメイン，GRD：グリシンリッチドメイン，RRM：RNA 結合モチーフ，RGG：アルギニン－グリシン－グリシンリピートリッチドメインを示している．
（河原行郎（2013）領域融合レビュー, 2, e010 [32] より引用）

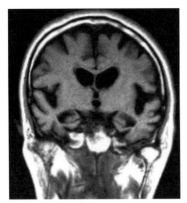 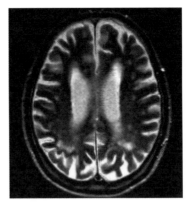

図29 PCAのMRI画像
中期のADにみられる脳萎縮．冠状断（左）では海馬の萎縮，水平断（右）では，後頭葉の萎縮が目立つ．
（関耕治MRI診断ネット http://www.dango.ne.jp/ksmrdx/ol94t1h.jpg より引用）

(3) 治療・介護 [29]

報告はない．対応はbvFTDと湯浅－三山病（ALS-D）の項目を参照．

13. posterior cortical atrophy (PCA)

ピック病にみられる前頭葉や側頭葉の萎縮とは異なり，まれに大脳半球後部に萎縮する疾患がある [24, 41, 44, 56, 58]．なお，松下は，部分的に頭頂葉や後頭葉が侵されることはあっても，頭頂葉優位や後頭葉優位のピック病はいまだ報告されたことがないと述べている．

Bensonら [7] は，MRIやCT画像上で両側頭頂－後頭葉に強い萎縮がみられ，発症初期より物体失認，失読，Balint症候群が認められる5例を報告し，posterior cortical atrophy（PCA）という概念を提唱した [7]．その後，Victoroffら [66] はPCAの概念に合致する3例の剖検をし，subcortical gliosis，アルツハイマー型認知症（AD），クロイツフェルト・ヤコブ病（CJD）であったことを報告している [66]．なお，この概念は，アルツハイマー型認知症の発症部位別分類ないし臨床類型分類への道を示すものとして興味深い．すなわち，若手発症（型），PCA（型），前頭葉優位型，LPA（語減少型進行性失語）型，混合型（VaD，DLB）などである [81]．

文 献

[1]-IV 前頭側頭型認知症（bvFTD）に類似する疾患

1) Andersen PM and Al-Chalabi A (2011) Clinical genetics of amyotrophic lateral sclerosis: what do we really know? Nat Rev Neurol, 7:603-615.
2) 安藤丞, 岡庭武, 橘勝也 (1965) Pick病の一剖検例. 神経進歩, 9:181-182.
3) Armstrong MJ, Litvan I, Lang AE, et al (2013) Criteria for the diagnosis of corticobasal degeneration. Neurology, 80 (5):496-503.
4) Arnold SE and Trojanowski JQ (1996) Cognitive impairment in elderly schizophrenia: a dementia (still) lacking distinctive histopathology. Schizophr Bull, 22 (1):5-9.
5) Baker M, Mackenzie IR, Pickering-Brown SM, et al (2006) Mutations in progranulin cause tau-Negative frontotemporal dementia linked to chromosome 17. Nature, 442; 916-919.
6) Benajiba L, Le Ber I, Camuzat A, et al (2009) TARDBP mutations in motoneuron disease with frontotemporal lobar degeneration. Ann Neurol, 65 (4):470-473.
7) Benson DF, Davis J, Snyder BD, et al (1988) Posterior Cortical Atrophy. Arch J Neurol, 45:789-793.
  ＜説明＞視覚認知について，MRIやCT画像上で両側頭頂－後頭葉に強い萎縮がみられ，臨床的には発症初期より物体失認，失読，Balint症候群が

認められる AD を含む痴呆患者 5 例を報告し，posterior cortical atrophy（PCA）という概念を提唱した．

8) Le Bor I, Martinez M, Campion D, et al (2004) A non-DM1, non-DM2 multisystem myotonic disorder with frontotemporal dementia : phenotype and suggestive mapping of the DM3 locus to chromosome 15q21-24. Brain, 127（Pt 9）: 1979-1992.

9) Boeve BF, Maraganore DM, Parisi JE, et al (1999) Pathologic heterogeneity in clinically diagnosed corticobasal degeneration. Neurology, 53 : 795-800.

10) Boeve BF and Graff-Radford NR (2012) Cognitive and be avioral features of c9FTD/ALS. Alzheimers Res Ther, 4（4）: 29（http://alzres.com/content/4/ 4/29）.

11) Braak H and Braak E (1987) Argyrophylic grains : characteristic pathology of cerebral cortex in cases of adult-onset dementia without Alzheimer changes. Neurosci Lett, 76 : 124-127.

12) Cruts M, Kumar-Singh S and Van Broeckhoven C (2006) Progranulin mutations in ubiquitin-positive frontotemporal dementia linked to chromosome 17q21. Curr Alzheimer Res, 3（5）: 485-491.

13) Dermaut B, Kumar-Singh S, Engelborghs S, et al (2004) A novel presenilin 1 mutation associated With Pick's disease but not beta-amyloid plaques. Ann Neurol, 5（5）: 617-626.

14) Esmonde T, Giles E, Xuereb J, et al (1996) Progressive supranuclear palsy presenting with Dynamic aphasia. J Neurol Neurosurg Psychiatry, 60 : 403-410.

15) ファール病，ウィキペディア.

16) 藤城弘樹, 井関栄三, 山本涼子, 他（2009）嗜銀性グレイン型認知症剖検脳におけるリン酸化 TDP-43 の蓄積について. I-3-8 神経病理関連, 第 24 回日本老年精神医学会（一般演題）06. pp18-20.

17) 藤城弘樹, 長谷川成人, 新井哲明（2010）前頭側頭葉変性症の分子病理. 精神神経学雑誌, 112（4）: 313-324.

18) Ghetti B (1998) Mutation in the tau gene in familial multiple system tauopathy with presenile dementia. Proc Natl Acad Sci USA, 95 : 7737-7741.

19) Gibb WRG, Luthert PJ and Marsden CD (1989) Corticobasal degeneration. Brain, 112 : 1171-1192.

20) Gustafson L, Brun A and Passant U (1992) Frontal lobe degeneration of non-Alzheimer type. Baillieres Clin Neurol, 1（3）: 5595-5582.

21) 羽渕知可子, 入谷修司, 関口裕孝, 他（2009）石灰沈着を伴うびまん性神経原線維変化病（DNTC）の言語症状の臨床的特徴. I-3-9 神経病理関連, 第 24 回日本老年精神医学会（一般演題）, pp18-20.

22) Hutton M, Lenden CL, Rizzu P, et al (1998) Association of missence and 5'-splice-site mutations in tau with the inherited dementia FTDP-17. Nature, 393 ; 702-705.

23) 猪狩龍佑, 和田学, 佐藤裕康, 他（2013）運動ニューロン疾患の臨床像を呈し, VCP 遺伝子変異が明らかになった inclusion body myopathy with Paget's disease of bone and frontotemporal dementia (IBMPFD) の 1 例. 臨床神経, 53 : 458-464.

24) 池村義明（2008）ドイツ精神医学の原典を読む. 山鳥重ら編：神経心理学コレクション. 医学書院, 東京.

25) 今井壽正, 楢林博太郎（1974）アキネジアー純粋アキネジアの 2 症例を中心として. 神経進歩, 18 : 787-794.

26) Jonathan DR and Jason DW (2011) Phenotypic signatures of genetic frontotemporal dementia. Current Opinion in Neurology, 24（6）: 542-549.

27) Josephs KA, Holton JL, Rossor MN, et al (2003) Neurofilament inclusion body disease : a new proteinopathy? Brain, 126（10）: 2291-2303.

28) Josephs KA, Petersen RC, Knopman DS, et al (2006) Clinicopathologic analysis of frontotemporal and corticobasal degenerations and PSP. Neurology, 66 : 41-48.

29) 郭　伸（2014）ALS 関連遺伝子. Live today for tomorrow, 2014.3.6（ALS 筋萎縮性側索硬化症の疾患・治療に関する情報プログラム）(http://www.als.gr.jp/staff/inheritable/inheritable_01/inheritable01_04.html)

30) Kasahata N (2005) A Case of Dementia with Atrophy of the Ambient Gyrus. Internal Medicine 44（1）: 83-84.

31) 加藤雄司（1975）3. 老年期の精神障害 E. 初老期痴呆 5. 進行性皮質下膠質症. 懸田ら編：現代精神医学大系 18 老年精神医学. 中山書店, 東京, pp210-211.

32) 河原行郎（2013）筋萎縮性側索硬化症と RNA 結合タンパク質. 領域融合レビュー, 2, e010. Doi:

33) Kertesz A, Martinez-Lage P, Davidson W, et al (2000) The corticobasal degeneration syndrome overlaps progressive aphasia and frontotemporal dementia. Neurology, 55：1368-1375.
34) 小林智則 (2005) タウ遺伝子変異とFTDP-17. Cognition and Dementia, 4 (4)：31-41.
35) 小林智則 (2005) タウ遺伝子変異とFTDP-17. Cognition and Dementia, 4 (4)：295-305.
36) 厚生労働科学研究費補助金（難治性疾患克服研究事業）神経変性疾患に関する調査研究班 (2010) 大脳皮質基底核変性症 (CBD) 診療とケアマニュアル．厚生労働省
（http://plaza.umin.ac.jp/neuro2/cbd.pdf）
37) Kovacs GG, Majtenyi K and Spina S (2008) White Matter Tauopathy with Globular Glial Inclusions：A Distinct Sporadic Frontotemporal Lobar Degeneration. J Neuropathol Exp Neurol, 67 (10)：963-975.
38) 小栁清光，橋本智代 (2011) 異常TDP-43蓄積と神経細胞死：筋萎縮性側索硬化症 (ALS) と前頭側頭葉変性症 (FTLD) における観察と考察．信州医誌，59 (2)：63-73.
39) Lanska DJ, Currier RD, Cohn M, et al (1994) Familial progressive subcortical gliosis. Neurology, 44：1633-1643.
40) Lendon CL, Lynch T, Norton J, et al (1988) Hereditary dysphasic disinhibition dementia：a frontotemporal dementia linked to 17q21-22. Neurology, 50 (6)：1546-1555.
41) Levine DN, Lee JM and Fisher CM (1993) The visual variant of Alzheimer's disease：A clinicopathologic study. Neurology, 43：305-313.
42) Litvan I, Agid Y, Calne D, et al (1996) Clinical research criteria for the diagnosis of progressive supranuclear palsy (Steele-Richardson-Olszewski syndrome)：report of the NINDS-SPSP international workshop, Neurology, 47：1-9.
43) Mackenzie IR, Shi J, Shaw CL, et al (2006) Dementia lacking distinctive histology (DLDH) Revisited Acta Neuropathol 112：551-559.
44) 松本絵理子，大東祥孝，埴原秋児，他 (2000) 大きさに依存した視覚認知障害についてADの1例．神経心理学，16；56-65.
＜説明＞記憶，言語等の機能は比較的保たれているのに，発症初期から視覚認知障害が顕著なアルツハイマー型認知症 (AD) 例．視覚認知障害の質的側面に焦点をあてて，症候的類似性を考察するとともに，視覚認知とりわけ視覚性注意過程の障害について論じた．認知機能の選択的障害は，大脳限局病変を呈した症例によって主に研究されてきた一方，ADのような瀰漫性の変性病変を伴う疾患では，記憶障害を中心に，認知機能全般の障害が生じると考えられる．失語，失行，失認のように，認知機能の特定のコンポーネントが発症初期より選択的に障害される変性疾患症例の存在が注目されるようになった．

45) Matsuoka T, Fujii N, Kondo A, et al (2001) Case Report：An autopsied case of sporadic adult-onset amyotrophic lateral sclerosis with FUS-positive basophilic inclusions. Neuropathology, 31：71-76.
46) Mitsuyama Y and Takamiya S (1979) Presenile dementia with motor neuron disease in Japan. A new entity? Arch Neurol, 36 (9)：592-593.
47) 森 秀生 (2009) PSPの歴史と症候．Clinical Neuroscience, 27 (3)：283-285.
48) 森啓 (2005) プレセニリン1によるピック病考察. Cognition and Dementia, 4 (3)：217-223.
49) Munoz DG, NeumannnM, Kusaka H, et al (2009) Fus pathology in basophilic inclusion body disease. Acta Neuropathol, 118 (5)：617-627.
50) 村山繁雄：認知症の病理学．東北大学百周年記念会館 第28回日本認知症学会 専門医のための教育セミナー，2009より引用．
51) Murrell JR, Koller D, Foroud T, et al (1997) Familial multiple-system tauopathy with presenile dementia is localized to chromosome 17. Am J Hum Genet, 61 (5)：1131-1138.
52) 永井真貴子，西山和利．筋萎縮性側索硬化症の病態解明と治療戦略．北里医学，42：85-93, 2012.
53) Neumann MA (1949) Pick's disease. J Neuropathol Exp Neurol, 8 (3)：255-282.
54) Neumann MA and Cohn R (1967) Progressive subcortical gliosis, a rare form of presenile dementia. Brain 9 (2)：405-418.
55) 大河内眞也，田澤立之，木村雄一郎，他 (2003) 特発性副甲状腺機能低下症に合併した再発性多発性軟骨炎の1例．日呼吸会誌，41 (4)：315-319.
56) PCA Australia (2012) Scientific Overview. (www.pcaaustralia.org/scientific-overview/)
57) Raux G, Gantier R, Thomas-Anterion C, et al (2000) Dementia with prominent frontotemporal

features associated with L113P presenilin 1 mutation. Neurology, 28；55（10）：1577-1578.

58) De Renzi E (1986) Slowly progressive visual agnosia or apraxia without dementia. Cortex, 22 (1)：171-180.

59) Richardson JC, Steele JC and Olszewski J (1963) Supranuclear ophthalmoplegia, pseudobulbar palsy, nuchal dystonia and dementia. A clinical report on eight cases of 'heterogeneous system degeneration'. Trans Am Neurol Assoc 88：25-29.

60) Rohrer JD, Warren JD, Omar R, et al (2008) Parietal Lobe Deficits in Frontotemporal Lobar Degeneration Caused by a Mutation in the Progranulin Gene. Arch Neurol, 65：506-513.

61) 斉藤祐子, 足立 正, 村山繁雄 (2009) 嗜銀顆粒性認知症. Clinical Neuroscience, 27 (3)：325-327.

62) 嶋田裕之 (2012) 高齢者タウオパチー (嗜銀顆粒性認知症, 神経原線維変化型) の臨床. 日老医誌, 49：281-283.

63) Stamelou M, de Silva R, Arias-Carrio O, et al (2010) Rational therapeutic approaches to progressive supranuclear palsy. Brain, 133：1578-1590.

64) 田中稔久, 武田雅俊 (2005) 家族性FTDの遺伝子変異. 老年精神医学雑誌, 16 (9)：1033-1040.

65) 富山弘幸 (2013) わが国のALSにおけるC9ORF72. 臨床神経, 53：1074-1076.

66) Victoroff J, Ross WG, Benson DF, et al (1994) Posterior Cortical Atrophy, Neuropathologic Correlations. Arch Neurol, 51 (3)：269-274.
＜説明＞PCAの概念に合致する3例の剖検の結果から, subcortical gliosis, Alzheimer's disease, Creutzfeldt-Jakob diseaseを確認した. 病理的には均質ではないが, 症状的には均一であった. また, ADでも選択的に強い後頭葉の萎縮と視覚認知障害がみられることを示した.

67) Whitwell JL, Jack CR Jr, Boeve BF, et al (2009) Atrophy patterns in IVS10+16, IVS10+3, N279K, S305N, P301L, and V337M MAPT mutations. Neurology, 73：1058-1065.

68) Whitwell JL, Jack CR Jr, Boeve BF, et al (2009) Voxel-based morphometry patterns of atrophy in FTLD with mutations in MAPT or PGRN. Neurology, 72：813-820.

69) Wijker M, Wszolek ZK, Wolters EC, et al (1996) Localization of the gene for rapidly progressive autosomal dominant parkinsonism and dementia with pallido-ponto-nigral degeneration to chromosome 17q21. Hum Mol Genet, 5 (1)：151-154.

70) Wilhelmsen KC, Lynch T, Pavlov E, et al (1994) Localization of disinhibition-dementia-parkinsonism-amyotrophy complex to 17q21-22. Am J Hum Genet, 55 (6)：1159-1165.

71) Will RG, Lees AJ, Gibb W, et al (1988) A case of progressive subcortical gliosis presenting clinically as Steele-Richardson-Olszewski syndrome. J Neurol Neurosurg Psychiatry, 51 (9)：1224-1227.

72) Williams DR, de Silva R, Paviour DC, et al (2005) Characteristics of two distinct clinical phenotypes in pathologically proven progressive supranuclear palsy：Richardson's syndrome and PSP-parkinsonism. Brain, 128：1247-1258.

73) 山田正仁 (2009) 神経原線維変化型老年期認知症／石灰沈着を伴うびまん性神経原線維変化症. Clinical Neuroscience, 27 (3)：328-330.

74) Yamada M, Itoh Y, Otomo E, et al (1996) Dementia of the Alzheimer type and related dementias in The aged：DAT subgroups and senile dementia of the neurofibrillary tangle type. Neuropatholgy, 16：89-98.

75) 横田修, 寺田整司, 石津秀樹, 他 (2004) 石灰沈着を伴うび漫性神経原線維変化病におけるα-Synuclein陽性病変からわかること. 岡山医学会雑誌, 116：89-96.

76) Yokota O, Tsuchiya K and Terada S (2008) Basophilic inclusion body disease and neuronal intermediate filament inclusion disease：a comparative clinicopathological study. Acta Neuropathol, 115 (5)：561-575.

77) 吉田真理 (2009) PSPの病理. Clinical Neuroscience 27 (3)：295-298.

78) 湯浅亮一 (1970) 痴呆を伴う筋萎縮性側索硬化症. 臨床神経, 10：569-577.

79) Van der Zee J, Urwin H, Engelborghs S, et al (2008) CHMP2B C-truncating mutations in frontotemporal lobar degeneration are associated with an aberrant endosomal phenotype in vitro. Human Molecular Genetics, 17 (2)：313-322.

80) 老年精神医学雑誌, 26 (8)：850-907, 2015.

2 前頭側頭葉変性症の臨床類型別事例集

筆者が経験した前頭側頭葉変性症の症例（39例）を中心として，事例の概略と症状をまとめた．なお，同時に，神経精神医学的徴候として表にしたものは，Mario F Mendezらのデータ[2]で，詳細は，筆者の「タウオパチーの治療と介護」[5]を参照してほしい．

I 意欲低下を中心とした事例

1. うつ病と診断され，4年間薬物治療を受けていた症例

＜症例1＞ T氏 男性 48歳

配置転換を契機に不眠，抑うつ気分が出現し，近医でうつ病と診断され，薬物治療を続けた．しかし症状は改善せず，一進一退のまま4年間ほど自宅に閉居して（閉じこもって）いた．親族の結婚式に出席した日，本人の言葉が少なく，相手の言っていることを理解できていない様子を見て，家族が心配し医師に伝えたとことから，頭部MRI検査を含め精密検査が行われた．その結果，前頭葉と側頭葉の皮質萎縮の所見があり，前頭側頭型認知症（FTD）と診断された．なお，HDS-R検査は試みたものの，質問の意味が理解できない様子で検査にならなかったということであった．

この例のように，認知症自体がうつ症状から始まることを知っておくべきである．また，多くの症例では，初期にはうつ症状を呈するものの，中期以降にはうつ症状は消え，意欲低下の状態に変化することにも注意を払うべきである．詳細は，本誌127ページで述べたので，参照してほしい．なお，表60に概略を示した．

自験例（FTD33例，SD6例）を検討すると，うつ症状を呈する割合は，10％〜40％で，自殺願望や自己否定のみられた症例もあった（表61）．ただし，ここに表れたうつ症状は，環境や対人関係，さらには告知によるうつ反応も含まれている．

表60 FTLDにみられる症状

神経精神医学的徴候（頻度）	具体的な症状	病巣部位	使用薬物
無欲・無為（62〜89％）	①自己の衛生や整容・保清ができない． ②物や出来事に対する興味や関心が低下 ③平気で会社を早退したり，家庭では家事をまったくしない． ④社交性がなくなり，引きこもる． ⑤無為（abulia）・無動（akinesia）になる． ⑥指示し続けないと行動を続けない（運動維持の困難）． ⑦空腹でも自発的に食べ物を欲求しなかったり，探さない． ⑧会話を維持できず，途中で止まってしまう（運動維持の困難）． ⑨疼痛に対して反応が低下している，または痛がらない．	・前部帯状回または前頭葉穹窿面（背外側面） ・アパシーは右側BA10野が関係	・抗うつ薬 ・脳循環改善薬 ・コリンエステラーゼ阻害薬 ・精神刺激剤 ・α1受容体刺激剤（modafinil）
感情鈍麻，感情移入の減少（頻度の記載がない）	①無関心，②冷情，③無表情，④疎通性や共感のなさ	・右側VMPC（腹内側前頭葉皮質）と側頭葉前方領域	・抗精神病薬

(Mendez MF, et al (2008) J Neuropsychiatry Cl in Neurosci, 20：130-149[2] より引用改変)

表61 自験例にみられたうつ症状の内容と頻度

症状	FTD (N=33) 全体	FTD (N=33) 初期	FTD (N=33) 中期	SD (N=6)
抑うつ感情				
落胆した気持ち	7 (21%)	18%	10%	2 (33%)
悲哀感	9 (27%)	15%	17%	2 (33%)
理由なく泣く	2 (6%)	3%	3%	0 (0%)
不安感	14 (42%)	27%	28%	2 (33%)
緊張感	10 (30%)	12%	21%	0 (0%)
妄想・念慮				
微小	1 (3%)	3%	0%	1 (17%)
罪業	3 (9%)	9%	7%	1 (17%)
自己否定	5 (15%)	12%	7%	1 (17%)
自殺願望	4 (12%)	12%	0%	0 (0%)
息苦しさ	5 (15%)	5%	10%	0 (0%)
動悸	3 (9%)	3%	3%	1 (17%)
嫌人	10 (30%)	12%	17%	1 (17%)

FTD：前頭側頭型認知症，SD：意味性認知症（語義失語）

いずれにしても，うつ症状が①数年（私は1年と考える）にわたり持続し，②年齢が50歳以上の場合には，画像検査と認知症簡易検査を定期的に行う必要があると考えている．

2. 意欲低下から躁転化した症例

＜症例2＞　S氏　男性　48歳

突然会社を休みはじめ，無為好褥の状態となったことから，クリニックでうつ病と診断された．その後，同様に自宅に引きこもったままだったが，ある日突然，会社を立ち上げるといい，友人のところに外出した．友人宅では，1人で喋りまくり，誇大的であったという．その日以降，大量にものを買いあさったり，不眠不休の状態で，いろいろな会社を訪問したりと動き回り，体重は急激に減少した．妻は浪費，借金とやせを心配して友人に相談し，その友人と妻に付き添われて，クリニックの紹介状を持ち精神科病院を受診した．その結果，双極性障害（躁うつ病）と診断されて緊急入院となったが，2日ほどは不穏状態が続き，いろいろと口走り，話はまとまらなかったという．入院7日目ごろより急激に落ち着きを取り戻したため，精密検査が実施された．結果は，頭部MRIで前頭葉皮質の萎縮が指摘され，HDS-Rは正常範囲だったが，前頭側頭型認知症と診断された．

この症例は，意欲低下などアパシーから始まっていたと思われる．途中で，うつ状態から躁状態へと変化したわけだが，この原因は薬物によるものと考えている．うつ病とアパシーの鑑別が難しいことはすでに述べたが，自験例でみられたアパシー関連の症状は，中期以降にはやや多くなる傾向はあるものの，全体の1/3は当初から認められていた（表62）．FTDでは，うつ病よりアパシーの割合が多いこととともに，アパシーは治療による改善は少なく，そのまま持続ないし悪化することを知っておく必要はあると考える．ただ，この例のように躁転化する例もあるが，まれな例と考えられる．その後，この例は再び閉居することはなく，常同行為がみられるものの，静かに精神科デイケアに通っている（デイサービスは若年ということで断られたことや本人が通所を嫌がったため，病院のデイケアの利用となった）．

表62 自験例にみられたアパシーないし行動面の内容と頻度

症状	FTD (N=33)			SD (N=6)
	全体	初期	中期	
自発性低下	18 (55%)	30%	40%	4 (67%)
寡言	24 (73%)	42%	47%	3 (50%)
感情の平板化	19 (58%)	36%	41%	2 (33%)
家事をしない.	18 (55%)	18%	28%	1 (17%)
仕事や家事に関心がない.	26 (79%)	39%	39%	0 (0%)
根気がない.	18 (55%)	30%	36%	1 (17%)
社会・経済に無頓着	16 (48%)	21%	28%	3 (50%)

Ⅱ 常同症を中心とした事例

　常同行為は行動と言語面に区分できるかもしれない．ただし，一つの症状だけが表れるわけではなく，行動と言語の両面にわたり，複数の内容が同時ないし順を追って出現することを理解しておく必要がある．今までの報告では，反復行動は64％にみられるといわれている（表63）．自験例では，内容により異なるが，10数％～60％に常同行為がみられた．また，初期より中期以降が増加する傾向にあった．ただ，注意すべきは，家族が困らない限り訴えないことや，常同行為の頻度は環境によっても変化することから，筆者が提示した頻度が正確かは自信がもてない（表64）．

　常同行為は，単純なものや他者に迷惑をかけないものであれば，無理に制限する必要はないと考えている．他方，本人の身体になにがしかの傷害・障害を与えるものや，他者の迷惑になるものは制限せざるを得ない．しかし，薬物治療もケアも対応困難なことが多く，FTDのもっとも対応困難な症状の一つといえる．ただ，筆者は，環境を調整することで，ほぼ90％以上の症例が改善することを経験しているため，ぜひ実践していただきたい方法と思っている．詳細は，後述p110のFTLDのケアの項で述べる[3,5]．

表63 常同症にみられる行動の種類

神経精神医学的徴候（頻度）	具体的な症状	病巣部位	使用薬物
反復行動 (64%)	1. 単純な常同行動 ①数字を数える，②確認する，③こする，④トイレに繰り返し行く，⑤触ったり，掴んだりする，⑥自傷行為（抜毛症，咬傷，指をほじる）⑦反復言語，反復習字 2. 複雑な常同行動 ①掃除する，②同じ食事・献立を作る，③同じルートで徘徊する（周徊），④物を収集したりためる，⑤病的賭博，⑥トイレ時に儀式的行動をとる，⑦時刻表的に，規則で決まった生活をする． ※1. 常同的，強迫的行為は初期にみられる． ※2. 食事や食行動に関する常同行為は，80％にみられる． ※3. 行動のプランニングは，右側外側眼窩前頭皮質，外側前部帯状回，島が関連する．	・単純な常同行為は右側前頭葉 ・複雑な常同行為は側頭葉 ・頻度は右側眼窩部位が関係	・抗うつ薬 ・抗精神病薬 ・抗不安薬 ※環境調整がもっとも有効

(Mendez MF, et al (2008) J Neuropsychiatry Cl in Neurosci, 20：130-149 [2] より引用)

表64 自験例にみられた常同行為の内容と頻度

症状	FTD (N=33)			SD (N=6)
	全体	初期	中期	
常同行為	14 (42%)	21%	32%	2 (33%)
手遊びの繰り返し	9 (27%)	―	―	1 (17%)
電気のスイッチの点灯	13 (39%)	18%	29%	0 (0%)
繰り返し飲む行動	6 (18%)	6%	10%	0 (0%)
着脱を何度も繰り返す．	8 (24%)	―	―	0 (0%)
常同言語（同じ言葉の繰り返し・滞続言語）	13 (39%)	24%	21%	3 (50%)
オウム返し（反響言語）	9 (27%)	12%	23%	3 (50%)
際限なく食べ続ける．	14 (42%)	21%	28%	1 (17%)

1．徘徊が問題となった症例

＜症例3＞　M氏　男性　51歳

認知症と診断されたため，会社を中途で退職し，自宅にいて毎日散歩するようになった．最初のころは，同じ所を回って，同じ時間に帰ってきていたが，1年ほどして，散歩道のゴミを収集するようになった．当初は，ゴミを分別収集したり片付けたりと，近所の人にもほめられるような状態だったが，ある時からバラや菊など，庭に咲く花に興味を持つようになった．散歩道にある他人の庭の花を毎日折っては，自宅に持ち帰るようになったことより，苦情が出て入院となった．この例には，徘徊と収集癖の2つが問題となった．徘徊の場合は，同じ経路を取る徘徊である．当然のことだが，アルツハイマー病と異なり地誌的失見当識はないため，5〜10kmの距離を歩いても道には迷わない（ただし，中期を過ぎると，迷子になったり，行方不明になることもあるので注意は必要である）．当然，周囲の景色を楽しみながら歩くわけではなく，一心不乱に歩いている印象があるが，決して周囲に注意を払わないわけではない．強い刺激には反応するが，この例ではゴミであったり，庭の花であったようである．

自験例では，FTDの40%に初期より同じ経路をとる徘徊（周徊）がみられるが，同じ経路をたどらない徘徊（迷子）も少数例にみられることに留意すべきである（**表65**）．これらの例がアルツハイマー病にみられる迷子と同じように，頭頂葉の障害によるのかは判断がつかない．ただ，構成失行等の頭頂葉症状がFTDにみられるという報告もあるため，この可能性もある（非アルツハイマー型認知症の中の大脳皮質基底核変性症やFTDP-17のPGRN遺伝子変異に頭頂葉症状が出るとの報告があるので，PGRN遺伝子変異のページを参照のこと）．

また，収集癖についても，対象を特定せずに検討すると初期から中期までにみられる割合が多い．また，FTDだけでなく，SDにもみられている．複雑な常同行動は，側頭葉に原因があると

表65 自験例に見られた徘徊と収集癖の頻度

症状	FTD (N=33)			SD (N=6)
	全体	初期	中期以降	
同じ経路をとる徘徊（周徊）	20 (61%)	39%	39%	1 (17%)
同じ経路をとれない徘徊（狭義の徘徊）	4 (12%)	6%	10%	0 (0%)
道を間違えることがある．	11 (33%)	12%	25%	0 (0%)
収集癖	16 (48%)	36%	28%	2 (33%)

言われており，SDにみられることに矛盾はない（SDも進行すると前頭葉症状が出るため，これも関係するかもしれないが）．ただし，常同行為の減少が病期の進行によるためか，薬物療法の効果や環境調整によるものかは明白ではなかった．

この症例は，入院後にも毎日数時間にわたり病棟の廊下を徘徊していた．興味あることだが，病棟のドアが開放されていても，そこから外に出ることはなく，ドアが閉じられているときと同じようにドアの前で折り返しては散歩を続けていた．今は車いすの生活となり，徘徊はなくなったため，静かに自宅での生活を送っている．

2. 過食・偏食が問題となった症例

＜症例4＞　Kさん　女性　55歳

初診時，極度の栄養失調状態だった．家族の話では，この1年半ほどは，毎日あんパンと缶コーヒーしか飲まなかったという．夫がご飯を与えても拒否し，結果としてパンと缶コーヒーのみ受け入れたという．発語はほとんどなく，質問に対してもうなづくのみで，時に「はい」などと短い言葉を言うだけだった．自宅での食事摂取は困難と判断して緊急入院としたが，その翌日の夜より，静脈点滴の後，病院食を全量摂取した．この例は，初診時にすでに車いす状態にあり，コミュニケーションが障害されていたため病期は中等度と考えられた．しかし，入院により摂食行動が変化し通常の食事が可能になった例で，環境依存症候群が強く印象に残ったケースであった．5ヵ月後，栄養失調が改善し食事も順調であったため退院となった．以降，定期的に外来に通院していたが，2年ほど経過したころより発熱を繰り返すなど漸次身体が衰弱し，四肢も拘縮気味となり，結果として5年後に福祉施設で死亡した．

さて，自験のFTD例では，過食は半数強にみられ，かつ初期からみられる例も多くあった（表66）．筆者の経験では，過食が持続し，異食に発展する例がみられるとともに，逆に，経過中途より消失する例もみることができた．これは，外来での薬物治療による症状改善例もあるが，多くは病院入院や施設入所によって，摂取制限が図られるためと考えている．明らかな被影響体験，すなわち環境依存症候群の有無にかかわらず，FTDもSDも環境調整が過食を含めた常同症には有効と考えられる．いわゆる「悪い習慣がみられた場合，環境を変えることで，良い習慣を獲得させる」ことになるが，FTDは他の疾患より矯正がしやすいと考えられる．ただ，施設から在宅に戻ると，数日で以前の悪い習慣に戻ることもあるため，主治医や医療ソーシャルワーカー（MSW）と家庭環境を確認し，改善を図ったうえで退院させる必要があると考える．

表66　自験例にみられた過食の頻度

症状	FTD (N=33)			SD
	全体	初期	中期以降	
過食	19 (58%)	33%	28%	2 (33%)

3. アルコール依存症と診断された症例

＜症例5＞　O氏　男性　49歳

職場の異動で仕事の業務量が増え，うつ状態となった．しかし，医療機関には行かず，不眠に対してはアルコールで対応していたが，不眠は改善せず，約半年後になって初めて近医を受診したという．その結果，適応障害と診断されて薬物療法が始まったが，アルコールは止められず，逆にアルコールを大量に飲んでは，急性アルコール中毒状態で救急車での搬送が繰り返された．そのようなエピソードが3回程繰り返された後，救急病院の内科医よりアルコール依存症と診断されて精神科病院に紹介となった．しかし，精神科病院の精密検査の結果は，アルコール依存症でなく，FTDと診断された．以後，薬物治療とともに，

近くのデイサービスを利用することになったが，施設内での発語は少なく，終始動き回っていた．ただ，落ち着かせようと椅子に座らせて水の入ったコップを渡すと，最後まで飲み終えた後も，水がまったく入っていないにもかかわらず，頻回に口に持ってゆく行為がみられたことが，印象的だったという．3年後，自宅で大量に食べ物を嘔吐し，窒息で死亡した．

うつ病とアルコール依存症の合併例は多く，不眠の解消にアルコールを多飲し，アルコール依存症になる例があることも事実である．この例も，アルコール依存症の指導はされたものの，矯正されずに，3回ほど急性アルコール中毒で入院になっていた．FTDの常同行為ないし多量摂取には，アルコール，たばこなどの嗜好品や，コーラなどの飲料がある．

しかし，中高年まで嗜好もなく，それ以降になって初めてみられた場合，単なるアルコール依存や過食症などとすべきでないと考える．この症例は，40歳まで飲酒歴がなかったこと，飲酒に際しても，楽しそうな様子はなく，一気に飲んで急性中毒で搬送されていることから，通常のアルコール依存症とは異なっていた．

自験例で見ると，1/4にアルコールやたばこの乱用がみられ，病期が進行するほど割合は多くなっていた（**表67**）．なお，この症状は筆者が経験したSD例にはみられなかったが，SDにも過食は認められることより，乱用がないとはいえない．

表67 自験例にみられた常同症（乱用）の頻度

症状	FTD（N=33）			SD（N=6）
	全体	初期	中期以降	
アルコール・タバコの乱用	9（27％）	21％	41％	0（0％）

4．弄火が問題となった症例

＜症例6＞　A氏　男性　52歳

若いころよりたばことアルコールを大量に摂取していた人である．FTDと診断され，入院になった結果，アルコールは飲めなくなったが，たばこは本数が減ったものの吸うことができた．入院して2ヵ月ごろから，たばこに火をつけるのでなく，カーテンなどの生地にライターで火をつける行為が始まった．この症例は，この行為が外泊中の家庭でもみられたため，退院は困難だった．結局，現在も入院加療中だが，周囲，弄火以外に対応困難な常同行為は認めず，意欲低下と寡言が中心症状で，入院上の大きな問題は認めなかった．

弄火には，①料理の際にガスをつけたまま放置する（自験例では，アルツハイマー病や血管性認知症に多くみられた），②仏壇に線香や蝋燭をあげるために火を使って周囲を焦がす（自験例では，アルツハイマー病やレビー小体病に多くみられた），③寝たばこで布団を焦がす（自験例では，血管性認知症や睡眠薬常用者に多くみられた），などがあり，いずれも注意障害や不注意が原因と考えられるが，認知症全般とともに，認知症でない人にもみられることもあり，異常とすべき程度と範囲を決めることは困難である．

この症例にみられる「ライターで火をつける」行為を，弄火でなく放火とすべきか否かも判断が分かれた．いずれにしても，この患者にみられる行動は，私が認知症の範囲で経験した症例ではこの1例だけであるため，頻度は不明である（精神鑑定例や知的障害児では時にみられたが）．なお，常同症・行為の中でも，過食や徘徊などは環境調整により改善する症例といえるが，この行為は病院内では消失したものの，外泊すると再燃し，コントロール不能で環境調整に失敗した例である．

III 脱抑制を中心とした事例

1. いわゆる「万引き」行為で発見された症例

＜症例7＞ Y氏　男性　57歳

　FTDは，いわゆる「万引き（shoplifting）」などの衝動行為で発見されることがあるといわれる．アルツハイマー病でも同じ行為がみられるものの，アルツハイマー病患者の場合は許されることが多くある．最大の理由は，これらの行為がみられる疾患の病期と年齢に関係すると思われる．すなわち，アルツハイマー病は高齢者で社会をリタイアしている人，かつ病期は中期以降で周囲が病気であることをすでに知っている場合が多いのに対して，前頭側頭型認知症（FTD）は，中高年で働き盛りの人，比較的初期に出現するため，正常人と区別できず，病気とは気づかれていないところである．

　「万引き」は，何という概念に含むかによっても印象は異なるようである．AFTP（The Association of Frontotemporal Degeneration）では，万引きを衝動買いや盗食とともに衝動行為に分類している．確かに，今まで日本で分類されていた脱抑制，反社会的行為や軽犯罪より適切な表現と考えられる．そのため，自験例にみられた「万引き」を，衝動行為全体，窃盗と盗食の頻度とともにまとめてみた（**表68**）．結果は，FTDの初期には6％程度，中期以降には20％がみられる．また，窃盗や盗食も同程度にみられ，「万引き」も含めて，いずれの症状も初期の割合は少ない状況だった．

　また，現時点までに，「万引き（shoplifting）」の頻度は，Diehlらが全体で26％と報告しているのみで，他に文献は見あたらなかった（**表69**）．今後，この項目への調査研究が必要であると思われる．なお，彼らは，アルツハイマー型認知症には「万引き」を含め，軽犯罪を犯すものは少ないと報告しているが，筆者の経験から，これは間違いではないかと考えている．実際のところ，アルツハイマー型認知症の人が無銭飲食やいわゆる万引き行為を行ったという家族の情報は多くある．

　さて，この症例は，警察が起訴猶予処分としたが，この出来事以来，本人はショックを受けたらしく外出や散歩が少なくなり，自閉傾向となった．家族が，介護保険を申請したところ，要支援2であったという．FTDに対する評価の低さが気になる．

表68　自験例にみられた衝動行為の内容と頻度

症状	FTD (N=33)			SD (N=6)
	全体	初期	中期以降	
衝動的に行動する.	11 (33%)	9%	35%	2 (33%)
万引き (shoplifting)	8 (24%)	6%	20%	1 (17%)
窃盗	5 (15%)	6%	13%	0 (0%)
盗食	7 (21%)	7%	10%	0 (0%)

表69　Diehlらの報告

	AD (N=33)	FTD (N=30)	SD (N=11)
軽犯罪 (misdemeanor)	1 (3%)	15 (50%)	7 (64%)
万引き (shoplifting)	1 (3%)	8 (26%)	1 (9%)
他人の家の不法侵入	0 (0%)	10 (33%)	3 (27%)

AD：アルツハイマー型認知症の略.
(Diehl J, Ernst J, Krapp S, et al (2006) Fortschr Neurol Psychiatr, 74 (4)：203-210 [1] より引用)

2. 交通違反を繰り返す症例

<症例8> K氏 50歳 男性

受診理由は，自家用車の運転をやめさせたいという妻の希望だった．自営業のため，毎日車を使用するが，側方を傷つけたりへこましたりして帰ってくることが多く，妻が同乗した場合も，狭い道を速度超過したり，信号無視をしたという．説得しても言うことを聞かないとのことで，運転が可能か検査を希望し来院した．精密検査でFTDと診断されたため，運転は中止が必要である旨伝えたが，最初は受け入れなかった．しかし，薬物治療を行うことに同意したため，抗精神病薬による治療を開始した．それ以降，車による活動範囲は狭まり，併せて易怒的言動が減少し，漸次妻が本人に代わって運転しても受け入れるようになった（薬剤の効果か，病気が進行し無関心さが出たためかは判断できないが）．その後，免許更新時に6ヵ月間の発行保留が伝えられた結果，もう一度車に乗りたいと願望を述べるものの，実際の運転は止めることができた．

認知症の人が自動車を運転することに関しては，2002年の道路交通法によって，血管性認知症とアルツハイマー型認知症に制限が設けられたものの，FTDには特に制限はついていない．そのため，この症例では，6ヵ月の免許発行停止を繰り返すことで，免許更新を制限することを試みた．ただ，筆者は重度の認知症の人が運転をすることには反対するものの，単に記憶や判断を短時間に調べ，軽度認知症の人の免許を停止することには反対する．認知症のない人でも交通事故に遭う．筆者の希望は，事故の起こりにくい車を作ってもらうことであり，事故が起こりにくい道路を設計してもらうことである．

なお，上村らは，FTDの運転について，興味ある報告を行っている（図30参照）[6]．さらに，側頭葉優位のFTLD場合について，右側優位と左側優位の運転の傾向についてもまとめている．

また，FTDでは，別の行動を取る症例もあった．すなわち，自動車が大好きで，毎日100km以上を運転している人で，本人の最大の関心は，エコの意識で，如何に低燃費で遠くまで行けるかであるという（ガソリンを使わないのがエコといって説得しても，この考えを改めないという）．ただし，運転はていねいでかつ慎重である．今までのところ事故は起こしていないため，妻は半分あきらめ，半分祈る気持ちでいる．

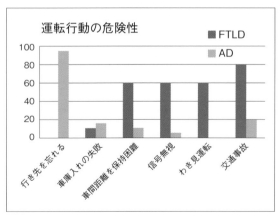

図30 運転行動に対するADとFTLDの相違
（上村直人，他（2004）老年精神医学雑誌，15(5)：619[6]より引用）

3. 職場での適応障害により気づかれた症例

<症例9> SE氏 男性 50歳

教師として勤務していたが，職員会議では，本人の関係しない話にいろいろと口を挟んだり，場をわきまえずに冗談を言うことから，家族が検査を希望して来院した．検査が全部終了するまでの期間，自宅待機としたが，妻の目を盗んで，職場に行ってしまった．他の教師が授業をしている教室に入っていって，自分も授業をしようとしたり，自家用車を乗り回し，家族に連絡せずに夜遅くまで行方不明だったりしたため，検査は入院して行うこととなった．入院当初，ほぼ10分おきに看護室に来て，帰宅欲求をした．しかし，「奥さんが迎えに来るまで待ってください」というと，「はい」といってすぐ自室に戻る行動が繰り返されて，漸次儀式のように看護室の入口にとどまる行動となっていった．

職場不適応も含め，適応障害の内容は幅広いが，アルツハイマー型認知症にみられる記憶の障害との関係ではなく，TPOにかかわる行動のずれなどを中心にまとめた（表70）．FTDでは，40〜80％に不適切な行動がみられ，初期から比較的高頻度で出現することがわかる．なお，SDについいは，自己中心的行動や固着などの症状はみられているものの，状況に適応できない例はなかった点に興味がわく．

表70 自験例にみられた適応障害の内容と頻度

症状	FTD (N=33)			SD (N=6)
	全体	初期	中期以降	
状況に適応できない．	23 (70%)	36%	52%	0 (0%)
気軽に話しかける．	13 (40%)	15%	13%	3 (50%)
無遠慮な行動をする．	18 (54%)	36%	31%	2 (33%)
礼儀作法・上品さに欠ける．	16 (48%)	24%	36%	4 (66%)
自己中心的な行動	26 (79%)	51%	47%	4 (66%)
固着，固執する．	21 (64%)	36%	46%	5 (83%)

Ⅳ 言語障害を中心とした事例

1. 言葉の意味の理解しづらさから始まった症例

<症例10> Kさん 女性 48歳

受診当初は，多弁で愛想が良く，他への気遣いもみられた．漸次，言葉の意味がわからなくなり，コミュニケーションが困難になっていったものの，診察時の挨拶や質問に対しては，同じ言葉や類似した言葉でスムーズに返答していた．夫に依存的だったが，途中より，夫に対する嫉妬妄想が出現したため抗精神病薬を投与し，まもなく妄想は消失した．しかし，歩行障害が強まり，抗精神病薬の調整や抗パーキンソン薬の服用で一時的に改善したものの，漸次進行して歩行困難となった．現在，視線は合わせるものの無反応・無言状態で，車いすの生活となった（夫に対しては，反応し嬉しそうな表情がみられるという）．

この症例は，言葉の意味がわからなくなり語義失語と考えられたのは中期で，同時期に反響言語や嫉妬妄想など他の精神症状もみられるようになり，最終的にはほぼ言葉を失った．自験例にみられたSDの数は少ないのだが，FTDと比較したものを表71に示した．なお，物品の使い方がわからないこと，すなわち物品の使用法の障害は厳格に言えば失行に属し，頭頂葉障害が原因といわ

表71 自験例にみられた言語障害の内容と頻度

症状	FTD (N=33) 全体	初期	中期以降	SD (N=6)
物品の呼び方がわからない.	19 (58%)	9%	40%	6 (100%)
物品の使い方がわからない.	16 (48%)	0%	32%	2 (33%)
オウムのように繰り返す.（反響言語）	9 (27%)	12%	21%	3 (50%)
言葉をまったく言わない.（無言）	10 (30%)	0%	10%	2 (33%)
家族の名前がわからない.	21 (64%)	10%	50%	4 (67%)
自発語が減少している.	24 (73%)	33%	60%	6 (100%)
話を始めにくい.	17 (52%)	24%	35%	2 (33%)
言葉が少ない.（寡言）	24 (73%)	36%	47%	3 (50%)

れている．この点で，FTDやSDには原則として頭頂葉の障害はなく，遂行機能障害とすれば矛盾は解消すると思っている（FTDにも頭頂葉の障害があるとの報告もあるが）．

2. 言語障害が長期間持続しているが，人格が保たれている症例

＜症例12＞　GE氏　男性　51歳

言語がおかしい，言葉が出にくいとの訴えで脳外科病院を受診し，頭部MRIを撮るも所見なしといわれたとのことだった．しかし，言語障害があると診断され，ST（言語聴覚士）による訓練を受けたが，漸次進行したため，精密検査を求めて外来を受診した．初診時，コミュニケーションは取りづらいが，理解はほぼ保たれていた．進行性失語と診断し，薬物治療を開始した．その後，家で内職の手伝いを始めたが，全部終わらないと止めないため，妻が，仕事の量をコントロールしている（この状態は現在まで4年以上ずっと続いている）．

言語障害は，健忘失語のように，表出の障害から始まった（特に物品の名前が出てこなかった）という．礼節が保たれ，他者への配慮もあり，FTLDの症状は目立たない．仕事を始めると最後までしないと止めないという状態を，固執ないし常同行為とみてよいと思う（妻は，元来の性格ではないという）．なお，最近は言葉はまったく理解できないようで，ジェスチャーも通じにくい状態という．しかし，診察の前後の挨拶はきちんとしており，毎回「ありがとうございました」という感謝の言葉を述べて帰っていく．

この症例の場合，脳外科で撮られた頭部MRIにおいて，左側頭葉に限局した明瞭な萎縮があったものの異常なしと説明を受けていた（**図31**）．側頭葉の所見が気づかれにくいのは，頭部CTの画像に原因があるのかもしれない．頭部CTは，通常側頭葉部位の撮影でアーチファクトが多くみ

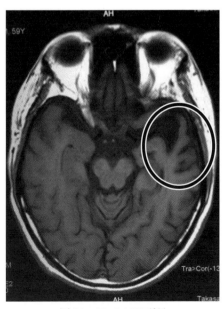

図31　SDのMRI所見
左側頭葉前部の萎縮がみられる
（○で囲まれた領域）

表72 自験例にみられた常同障害の内容と頻度

症状	FTD (N=33)			SD (N=6)
	全体	初期	中期以降	
常同的な言葉がある.	26 (79%)	36%	53%	4 (67%)
常同言語・滞続言語	13 (39%)	15%	21%	3 (50%)
一方的に会話をする.	9 (27%)	21%	25%	1 (17%)
保続	10 (30%)	15%	10%	3 (50%)

られるため,判読困難になるためである.

自験例では,FTDでも自発語の減少から始まる例が多く,初期でも1/3にみられた.また,物品名称が困難な例が半数以上にみられたが,語義障害でなく,喚語困難(健忘失語)に関係していると考えられる(表71,表72も参照).

Ⅴ 記憶障害を中心とした事例

1. 記憶障害より行動障害に変化した症例

<症例13> S氏 男性 55歳

物忘れを主訴として外来を受診.健忘失語がみられたことによりアルツハイマー型認知症として治療を開始した(表73).頭部MRI検査では,大脳皮質に萎縮は目立たず,海馬部位のみが軽度萎縮していた.薬物治療を受けるとともに毎日散歩するように勧めた.散歩は,漸次,長時間でかつ長距離になっていった.ヘルパーが付き添い,散歩をするようになったが,追いつけないほど速い状態で,かつ靴も底が抜けるまで散歩を続けていた.外来受診時,妻が会計の支払いをしている間に行方不明となったが,ほぼ10km以上を歩いて自宅に帰っていたことがあった.生来性格は几帳面でていねいな受け答えをしていたが,ある時から突然拒否的な言動がみられ,興奮状態になることがあった.徘徊と易怒的性格変化のために家庭での介護が困難となり入院した.しかし,入院後は漸次言葉がなくなり,車いす状態になった.

表73 アルツハイマー病(AD)の認知機能障害[4]

1) 意味記憶の障害
特にカテゴリーの流暢性の検査が早期ADの発見に感度がいい.また,絵の命名,言語と絵のマッチング,絵の分類,語の定義なども検査として用いられる.
2) 注意障害
選択的注意障害が最初の症状になることが多い.検査は,Strooptestを用いる.また,分割的注意障害は進行時にみられる.この場合,検査はTrailmakingtestやDigitspanを用いる.持続(覚醒)性注意障害も進行時にみられる.検査は,D-CATや内田クレペリンで速度と正確さをみる.
3) 遂行機能障害
新しい活動の計画についての検査は,レーブンマトリックス,迷路,WCSTで,活動の選択と監視はハノイの塔,Trail-makingにて検査する.

2. 記憶障害が中心で，性格変化の目立たなかった症例

<症例14> I氏　男性　50歳

物忘れを主訴に脳ドックを受診したが，異常なしといわれた．その後，意欲低下が目立つようになり，うつ病を疑われて，精査のため入院した．その結果，MRI画像にて前頭葉の萎縮，SPECTにて前頭葉全体の機能低下所見（図32）のため，前頭側頭型認知症と診断された．最近，言語障害が目立つようになり，コミュニケーションが低下してきたものの，意欲低下以外に性格変化は目立たない状況だった．

自験例では，性格変化や行動障害以前に記憶障害が目立つ例がFTDでも全体の1/3にみられた．またSDでも1/3にみられた（表74）．なぜ，FTDで記憶障害が目立つ患者がいるのだろうか．HDS-RやMMSEなどの認知機能の簡易検査は，聴覚的な記憶や注意機能を通じて行うため，言語理解が障害されていて回答できない場合だけではなく，発語失行などがみられる場合にも，回答を時間内に行えずに得点にならないためと思われる．

アルツハイマー型認知症同様に，FTDでも神経伝達物質のアセチルコリンの低下がみられる．行動化などの副作用を理由にドネペジル（アリセプト）などのコリンエステラーゼ阻害薬の投与を推奨しない専門家も多いのだが，筆者は記憶障害がみられる場合，試すことは問題ないと考えている．

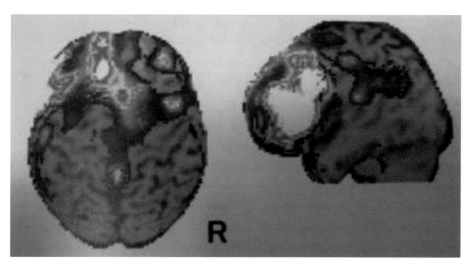

図32　I氏のSECT所見前頭葉の血流低下がみられる（左＞右）．

表74　自験例にみられた記憶障害と読字障害の内容と頻度

症状	FTD (N=33)			SD (N=6)
	全体	初期	中期以降	
早期からのもの忘れ	11 (33%)	—	—	2 (33%)
漢字が読めない．（読字）	25 (76%)	21%	50%	5 (83%)
ひらがなが読めない．	16 (48%)	3%	32%	0 (0%)
漢字が書けない．（書字）	28 (85%)	27%	53%	5 (83%)
ひらがなが書けない．	19 (58%)	12%	35%	0 (0%)

Ⅵ その他の障害を呈した事例

1. 幻覚・妄想を呈する症例

＜症例15＞　Kさん　女性　48歳

言葉の意味の理解しづらさから始まった症例10（p88）のケースで、その後、嫉妬妄想がみられている。通常、幻覚や妄想は、レビー小体型認知症やアルツハイマー型認知症に多く、FTDでは少ないといわれる。しかし、妄想に関しては、比較的多くの患者にみられる印象がある。幻覚は5％、妄想は2％にみられるというが、自験例では、SDにも少数例ながら幻覚もみられた（今までの報告では、側頭葉優位の幻覚例はないとする）。また、妄想はFTDにはみられたが、SDには認めなかった（表75と表76）。

表75　前頭側頭葉変性症にみられる精神症状の頻度

精神症状	①幻覚5％ ②妄想2％	幻覚はfvFTD*だけ。tvFTD**には認められないという。

＊fvFTD：frontal variant of FTD, ＊＊tvFTD：temporal variant of FTD.
(Mendez MF, et al (2008) J Neuropsychiatry Clin Neurosci, 20：130-149 [2]　より引用)

表76　自験例にみられた幻覚・妄想の内容と頻度

症状	FTD（N=33）			SD (N=6)
	全体	初期	中期以降	
幻聴	4（12％）	9％	7％	0（0％）
幻視	1（3％）	3％	0％	0（0％）
幻嗅	2（6％）	3％	0％	1（17％）
幻味	1（3％）	0％	3％	0（0％）
被害妄想	8（24％）	18％	12％	0（0％）
もの取られ妄想	4（12％）	7％	10％	0（0％）
嫉妬妄想	4（12％）	10％	0％	0（0％）
自分の家でないという．	2（6％）	3％	7％	0（0％）

2. 自己主張ができずに暴力となってしまった症例

＜症例16＞　N氏　男性　52歳

うつ病と診断され、病休で自宅療養することになった。妻はパート勤務だが仕事に出ているため、日中は家にいなかった。意欲低下があって家の中では何もしなかったのだが、突然無断外出が始まった。本人は仕事に出ると言う。ある日、外出を止めたところ、突然興奮し妻の顔を素手で殴った。また、休職中のことを理解していたが、職場に行き、許可なくパソコンをいじりだした。元の上司が帰宅するように伝えたところ、初回は素直に帰ったという。その後も、突然出社してはパソコンをいじるため、禁止する旨を伝えたとき、突然大声をあげて興奮し、マウスを上司に投げつけたのち、いすを振り上げて威嚇した。職場から家族に連絡があり、そのまま精神科病院に入院となった。病院では、入院を拒否して興奮したため、抑制されて入院となった。この症例は、帰宅要求が強く、身体抑制を解除できなかった。結果として、5ヵ月後、抑制が解除されたときには、膝が拘縮し、歩行困難な状態になっていた。

暴力は、FTDに多いというが、偏見と思われる。血管性認知症やアルツハイマー型認知症にもみられるからである。暴力は、相手に対する反応的な

行動によるものと，嫉妬妄想などの精神症状に基づくものに分けることができると考える．この例は，中途から言語が困難になったこともあり，言いたいことが言えなかったために行動化した結果と思われる．

自験例では，不機嫌，爆発的，不穏などの情動面の変化と，暴言，暴力，物の破壊など行動面に分けた．いずれの項目も中頻度にみられたが，暴言や暴力も多くみられている（**表77**）．

表77 自験例にみられた情動と行動障害の内容と頻度

	症状	FTD (N=33)			SD (N=6)
		全体	初期	中期以降	
情動面	すぐ不機嫌になる.	16 (49%)	30%	27%	3 (50%)
	爆発的	17 (52%)	29%	21%	1 (17%)
	短気である.	15 (45%)	14%	19%	3 (50%)
	気むずかしい.	12 (36%)	22%	11%	2 (33%)
	不穏	8 (24%)	13%	20%	2 (33%)
行動面	攻撃性が増加	9 (27%)	12%	16%	2 (33%)
	暴言をいう.	12 (36%)	24%	17%	2 (33%)
	物を破壊する.	9 (27%)	18%	18%	0 (0%)
	暴力を振う.	11 (33%)	14%	17%	0 (0%)
	奇声や叫声をあげる.	14 (42%)	21%	17%	2 (33%)

文 献

2 - Ⅰ～Ⅵ 前頭側頭葉変性症の臨床類型別事例集

1) Diehl J, Ernst J, Krapp S, et al (2006) Misdemeanor in frontotemporal dementia. Fortschr Neurol Psychiatr, 74 (4)：203-210.
2) Mendez MF, Lauterbach EC, Sampson SM, et al (2008) An evidence-based review of the psychopathology of frontotemporal dementia：a report of the ANPA Committie on Research. J Neuropsychiatry Cl in Neurosci, 20：130-149.
3) 宮永和夫（2008）前頭側頭型認知症の介護．Cognition and Dementia, 7：159-167.
4) 宮永和夫（2007）若年認知症の臨床．新興医学出版社，東京．
5) 宮永和夫（2009）タウオパチーの治療と介護．Clinical Neuroscience, 27 (3)：335-340.
6) 上村直人，掛田恭子，井上新平，他（2004）IIC-73 前頭側頭葉変性症に見られる運転行動上の特徴と危険性について；アルツハイマー型痴呆との比較検討．老年精神医学雑誌, 15 (5)：619.

③ 鑑別診断

I アルツハイマー型認知症と前頭側頭葉変性症の鑑別は可能か

アルツハイマー型認知症（AD）は，APP発現の亢進とAβ重合物の増加が原因となっていることはすでによく知られている．現時点で，Aβ重合物の増加はプレセニリン変異が原因とされているが，プレセニリンに変異がみられる家系全部がADになるわけではない．池田らは，プレセニリン変異を有し，前頭側頭葉変性症（FTLD）症状がみられる家系を報告している[2]．一方，FTLDに含まれるものの，初期症状として記憶障害を呈するものがあることも事実である．さらに，興味深いことだが，ADがFTLDの併存疾患たり得るという報告もある．渡邊は1936年に報告した論文中でピック嗜銀球とともに老人斑を合併する例を示している[11]．

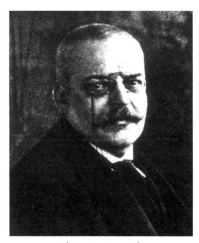

アロイス・アルツハイマー
(Alois Alzheimer, 1864-1915)

1. 記憶障害より発症するFTLD

エピソード記憶を前景とする症例がピック病やFTLD-Uにも報告されているので，以下に報告例を述べたいと思う．

1) 土谷らの報告（2001年）[8]

彼らは，ピック球を有するピック病の3症例が，発語失行，うつ状態とともに，記憶・記銘力低下より発症したことを報告している．臨床と病理の関連性をみると，発語失行で発症した2剖検例では，中心前回（皮質全層の著明な神経細胞脱落と白質のグリオーシス）に変化がみられたこと（通常は，中心前回は障害されないが）を，うつ状態で発症した1剖検例では，前頭葉穹窿面に斑状に病変がみられたことを報告している（通常は，この部位の障害は少ないといわれる）．

2) Hodgesらの報告（2004年）[1]

彼らは，前頭側頭型認知症の61剖検例を臨床病理学的に検討した結果を報告している．その中で，進行性非流暢性失語症（PNFA）がピック球を有するピック病に一番多いことを述べているが，同時に，著明な記憶障害を示した症例5例を報告し，その中の2例はピック球を有するピック病であったという．

2. 非定型の病理学的所見を有するFTLD [5, 6, 8〜13]

臨床症状のレベルで，記憶障害より始まり，ADとの鑑別を要する一群が報告されるのと同様に，病理学的所見のレベルにおいても，本来障害されないという部位にも変化を認める例が報告されている．

土谷らは，ピック球を有するピック病16剖検例で，16例中15例（94％）で中心前回のBetz

細胞脱落を，また8例（50％）で中心前回V層のグリオーシス，7例（44％）で中心前回V層のピック球・腫脹神経細胞（ballooned neuron）の出現，そして延髄錐体路変性を15例全例で確認した．これらの所見は，ピック球を有するピック病では通例中心前回は保たれるという従来の定説は誤謬であることを明確にしたものである．

また，横田らは，左右差のある運動障害を呈したFTLD-TDP-PLS（＋）14例中2例（14％）に半側空間無視を認め，運動障害と同側だったと報告している．さらに，ピック病には半側無視の記載はなかったものの，1例（5％）で肢節運動失行を認めたという．病理学的には，FTLDは内嗅野皮質（entorhinal cortex：海馬傍回前方部と迂回回）と海馬傍回は半数以上に変性があるものの，海馬支脚と海馬CA1領域の変化は少なかったという．

3. 発症年齢と合併の可能性について

筆者は，原因ないし疾患の発症過程が別であれば，ADとFTLDだけでなく，レビー小体型認知症（DLB）とFTLDの組み合わせも，極端にいえば3種類の疾患が合併しても何ら矛盾はないと考えている．ただし，疾患の発症年齢という因子を考えた場合，FTLDは比較的年齢が若く発症するのに対して，ADとDLBは比較的高年齢ないし年齢依存的な増加がみられることから，後者（ADとDLB）の合併は多いが，FTLDとADやDLBの合併は少ないだろうと思っている．

臨床症状，画像検査，髄液検査，遺伝子検査等を組み合わせれば，ほぼ通常の臨床では鑑別は可能と思われる．しかし，例外はあり，現時点で100％の鑑別困難なことも了解すべきであると思う．

いずれにしても，①臨床症状と疾患の間に例外があることを理解しておき，②各種の検査を行って確定診断したとしても，診断は控えめにして，常に鑑別すべき疾患を保留すること，また，③その診断過程とその根拠を正確に記載し，④死亡時まで保存しておくことが，最低条件と考えている．

さらにもう一つ付け加えるならば，⑤疑問が残る例は病理解剖を行い，それを通じて診断を確認し・軌道修正することこそ，基本的な心構えと思っている．

II ピック病と「ピック球を有しないピック病」の鑑別は可能か

ピック（嗜銀）球を有するピック病と，ピック（嗜銀）球のないピック病は如何に鑑別可能だろうか．最近まで，臨床症状と肉眼的な病理所見の範囲では，両者の区別は困難とされ，日本と欧州では同一疾患として扱ってきた．しかし，ピック（嗜銀）球のないピック病におけるユビキチン陽性，TDP-43（TAR DNA bindong protein of 43 kDa）陽性顆粒の発見の結果，ピック（嗜銀）球を有するピック病はタウオパチー，ピック（嗜銀）球のないピック病はTDP-43プロテイノパチーと区別されることになった．臨床症状はほぼ同じであるにもかかわらず，原因が異なるピック病が存在することになったことで，対症療法だけでなく，根治治療を目指す場合には，タウオパチーとともに，TDP-43プロテイノパチーを考慮することが必要になった．

1. ピック病とFTLD-TDPの相違点 [4, 7, 12, 13]

土谷や横田らは，臨床と病理学的な視点からピック病とピック球を有しないFTLD-TDPを比較検討している．非常に重要な試みなので，概要をまとめた（表78）．

土谷らの報告によると，発症の頻度は，ほぼ1：1と同じだが，初期症状は異なるようである．ピック球を有するピック病，いわゆるタウオパチーのピック病の場合は前頭葉優位の障害があり，発症して5年間ほどはその状態が続くという．ピック病にみられる症状は，多い順から，常同行動＞意欲低下（アパシー）＞口唇傾向・異食＞非流暢性失語・発語失行＞多幸＞＞運動障害（固縮，錐体

表78 ピック病とFTLD-TDPの臨床症状，病理所見の比較

疾患名	初期	中期以降	病理所見		病理の変化
ピック病	FTD（64％） PA （21％）		前頭葉優位 側頭葉優位 両葉同程度	25％ 44％ 31％	前頭葉→側頭葉 ※発症5年程度は 前頭葉優位
FTLD-TDP	SD （39％） 聴理解障害（11％） FTD（28％）	非対称性の 運動障害	前頭葉優位 側頭葉優位 両葉同程度	0％ 75％ 25％	側頭葉→前頭葉

（横田修，他（2010）精神医学，52（8）：738-754 を参考に著者作成）

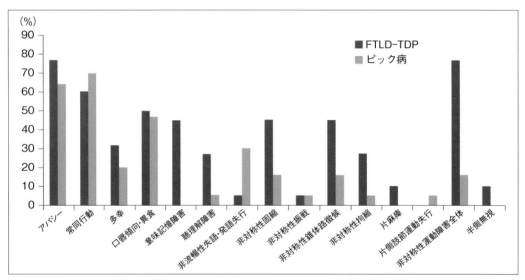

図33 孤発性FTLD-TDPとピック病における全経過中の症状
（横田修，他（2010）精神医学，52（8）：738-754[13]より引用）

路障害）などだが，意味記憶障害，片麻痺，半側無視はみられないようである．

他方，ピック球を有しないピック病，いわゆるFTLD-TDPの場合は側頭葉優位の障害である言語障害から始まることが多く，例え行動異常型前頭側頭型認知症（bvFTD）で発症しても，その後は非対称性の運動障害，語義失語（SD），聴理解障害などが出現するという．なお，FTLD-TDPにみられる症状は，多い順から，運動障害（固縮，錐体路障害，拘縮，片麻痺，半側無視）＞意欲低下（アパシー）＞常同行動＞口唇傾向・異食＞語義失語＞多幸＞聴理解障害などである．なお，肢節運動失行はみられないようである（図33）．

また，横田らは，ピック病とFTLD-TDPの鑑別診断は，①大脳皮質の萎縮パターンと関連する臨床症状，②基底核の形態，③運動障害に注目し，罹病期間を考慮して評価すれば可能であるといっている[13]．

III 分子病理学と臨床医学の今後

分子病理学的疾患分類が今後いかなる展開をみせるかについては，現時点では判断が困難だが，当分はマイナーチェンジを繰り返しながら疾患分類が作られるだろうと思われる．診断確定への流れを検討してみた．

筆者は確定診断のポイントを，記憶障害，前頭葉障害の内容と程度，失語・失行・失認の内容，

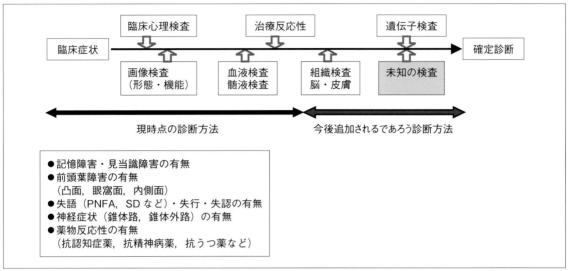

図34 確定診断への過程

錐体路ないし錐体外路などの神経症状，薬物の反応性の5項目と考えている（図34）．上図には遺伝子診断とともに未知の検査を入れたが，未知の確定診断に有用な検査方法が今後見つかるのかは今のところ不明である．しかし，神経病理学的には区別され得ても，臨床診断に関しては，臨床症状，臨床心理検査と画像検査のみの手段を用いて診断を確定するのは困難と思っている[3]．そのため，今できることとは，常に鑑別疾患を併記し，定期的に臨床像と画像の見直しを続けることだろうと考えている．

文 献

[3]-Ⅰ～Ⅲ鑑別診断

1) Hodges JR, Davies RR, Xuereb JH, et al (2004) Clinicopathological correlates in frontotemporal dementia. Ann Neurol, 56：339-406.
2) 池田将樹，米村公江，吉田純一，他（2007）プリセニリン遺伝子変異を認め，病初期より精神症状・運動障害を来し，SPECTにて前頭葉血流低下を確認し得たアルツハイマー病の3症例．群馬県核医学研究会会誌，22（1）：15-17.
3) Jellinger KA (2010) Con：Can neuropathology really confirm the exact diagnosis? Alzheimer's Res Ther, 2：11.
4) Odawara T, Iseki E, Kanai A, et al (2003) Clinicopathological study of two subtypes of Pick's disease in Japan. Dement Geriatr Cogn Disord, 15：19-25.
5) 岡 良一，道下忠蔵（1958）Pick氏限局性大脳萎縮の1症例．金沢大学十全医学会雑誌，60（7）：1330-1335.
　＜説明＞本症例を側頭葉型の範疇としたが，前頭葉，後頭葉にも軽度ながら萎縮が認められるため，厳密には側頭葉型の亜型としてAltmanが指摘したF－T－0型，またはLowenbergのいう連合型に属するものとした．臨床症状と大脳障害の関連について，古川が巣症状について詳しく分析し，失語あるいは言語障害は側頭葉の萎縮，自発性の減退は前頭葉の萎縮，滞続症は皮質下神経核の障害としている．この例も臨床症状と剖検所見を対比すると，この関係は認められた．
6) 土谷邦秋（1999）Pick病の歴史と概念の変遷．神経内科，50：321-328.
7) 土谷邦秋（2005）前頭側頭型痴呆の臨床的特徴．Clin Neurosci, 23：262-265.
8) Tsuchiya K, Nakayama H, Iritani S, et al (2001) Distribution of cerebral cortical lesions in Pick's disease with Pick bodies：a clinicopathological study of six autopsy cases showing unusual clinical

presentations. Acta Neuropathol, 102：553-571.
9) Tsuchiya K. Piao YS, Mochizuki A, et al (2006) Pathological heterogeneity of the precentral gyrus in Pick's disease：a study of 16 autopsy cases. Acta Neuropathol, 112：29-42.
10) Tsuchiya K, Arima K, Fukui T, et al (1999) Distribution of basal ganglia lesions in Pick's Disease with Pick bodies：a topographic neuropathologic study of eight autopsy cases. Neuropathology, 19：370-379.
11) 渡邊道雄（1936）Pick 氏限局性大脳萎縮症（Pick 氏病）ノ臨床ト解剖（第一報告）. 精神経誌, 40（3）：197-226.
12) 横田修（2010）TDP-43 陽性封入体をともなう孤発性 FTLD の臨床病理学的特徴. 臨床神経学, 50：1018-1021.
13) 横田修, 土谷邦秋, 寺田整司, 他（2010）Pick 病と前頭側頭葉変性症. 精神医学, 52（8）：738-754.

● 前頭側頭葉変性症と指定難病 ●

「難病の患者に対する医療等に関する法律」により，平成 27 年 7 月 1 日から 306 の疾患が指定難病となりました．指定難病とは，簡単に言うと入院・外来両者の医療費が 3 割から 2 割負担に軽減されるというものです．前頭側頭葉変性症も 127 番目の指定難病として，前頭側頭型認知症（bvFTD）と意味性認知症／語義失語（SD）が対象になりましたが，なぜか進行性非流暢性失語症が除外されました．私が前頭側頭葉変性症の仲間と考えている大脳皮質基底核変性症，進行性核上性麻痺，パーキンソン病，ALS そして多系統萎縮症は以前より「神経難病」として認定されていました．しかし，前頭側頭葉変性症の中心症状は認知機能障害で，末期まで神経症状がみられないためか，「神経難病」には含まれませんでした．平成 27 年の法律で指定難病の仲間入りできたことを私は喜ばしいことと思っていますが，難病に指定されたことで偏見が増すことを心配される家族の方々がいると聞き，当惑しています．本来ならば対症療法しかない認知症全体を難病とすべきだと私は思っています．ただ，指定難病とは人口の 0.1％以下の疾患（10 万人以下）と規定しているそうですから，440 万人の患者では補助金が膨大になり，財政が破綻するのでしょう．ただ，少なくとも，10 万人に満たない若年認知症だけでも指定難病になれればと，密かに思っているところです．

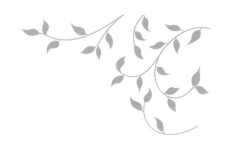

4 治療

I 原則

　アルツハイマー型認知症（AD）や前頭側頭葉変性症（FTLD）などの変性型認知症は，現時点では進行を止めることはできず，がんや難病と同様に「命を脅かす疾患／死に至る病」と位置づけることができる．緩和医療やケアは，主にがんに対して行われ，近年はがんの末期だけでなく疾患の初期，いわゆる病名告知の時期から開始されるようになった．これらの実践記録や書物を読むにつけ，緩和医療やケアこそ，認知症に有効なばかりでなく，さらに深化した治療およびケアの手段となる可能性があると思われた．

　一般的に，緩和医療ないしケアとは，「痛み（不便さ，不都合を含む）の除去を目的とする」医療上の一方法論である．がんの代わりに認知症を対象疾患として解釈・翻訳すると，「認知症の的確な診断・評価と処置を通じて，患者さんのQOL（人生の質，生活の質）を高めたり改善するために，以下に述べる4つの苦痛を予防したり和らげること」が緩和医療・ケアの目的となる．具体的にいえば，①「身体的な痛み（physical pain）」の軽減・除去とは，ADL障害や合併症の身体障害への対処であり，②「精神的な痛み（mental pain）」の軽減・除去とは，認知機能低下やうつ症状などの精神症状，コミュニケーション障害への対処であり，③「社会的な痛み（social pain）」の軽減・除去とは，社会生活や日常生活の制限やハンディキャップ，経済問題，社会保障制度の問題などへの対処であり，④「スピリチュアル（実存的・人生の意味）な痛み（spiritual pain）」の除去とは，ターミナル時の尊厳・人権の無視，虐待への対処である（**表79**）．

　この章では，主に②の精神的痛みと④スピリチュアルな痛みに対する対処方法を，薬物療法と非薬物療法に分けて述べる．

表79　緩和医療とケアの内容

課題	緩和医療	緩和ケア（看護・介護）
①身体的痛みの除去	・薬物療法（脳循環改善薬，尿失禁，褥瘡などの合併症治療薬） ・リハビリテーション（ADL障害に対する理学療法・作業療法，言語障害に対する言語療法など）	・身体ケア
②精神的痛みの除去	・薬物療法（抗認知症薬，抗うつ薬） ・心理カウンセリング ・リハビリテーション（言語障害に対する言語療法など）	・精神的ケア（傾聴など）
③社会的な痛みの除去	・社会保障制度にかかわる書類等の申請支援	・生活環境の整備
④スピリチュアルな痛みの除去	・告知（インフォームド・コンセント） ・ターミナル時の対応	・みとり

II 薬物治療

1. 認知症の薬物療法のアルゴリズム

認知症の治療については，以下のようなアルゴリズムが提案されている（図35）．FTLDに限れば，記憶障害の治療というより，いわゆる随伴症状（BPSD）の治療が主になる．

2. FTLDに対する薬物治療[5]

現時点で行われているFTLDに対する治療法についてまとめた．

1）抗タウ治療薬

2007年のFTDワークショップ（Frontotemporal Dementia Workshop, The Genetics Working Group Summary and Suggestions for Future Resource Development and Research Initiatives Frontotemporal Dementia Workshop 2007）で報告されたFTD（前頭側頭型認知症）推奨治療薬とその後の抗タウ治療薬についてまとめた．

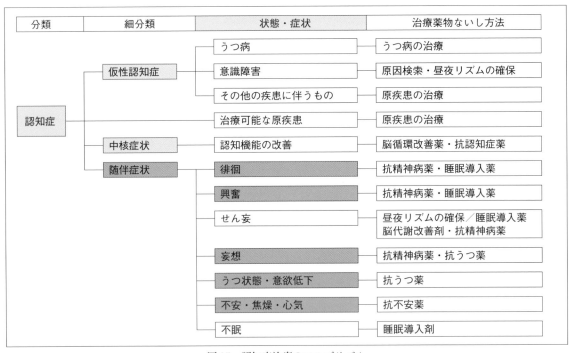

図35 認知症治療のアルゴリズム
（若年痴呆研究班編（2000）若年期の脳機能障害介護マニュアル．ワールドプランニング，p51[2]より改変引用）

(1) リン酸化酵素（glycogen synthase kinase 3β，cyclin-dependent kinase 5）の抑制物質

図36のように，タウのリン酸化に関連する酵素を抑制する物質の一群である．その中でグリコーゲン合成酵素キナーゼ3β（Glycogen Synthase Kinase 3β：GSK3β）の抑制物質にはリチウムやバルプロ酸が，サイクリン依存性キナーゼ（Cyclin-dependent Kinase 5：CKD5）の抑制物質には，ブチロラクトン1（butyrolactone 1），インヂルビン（indirubins）やロスコビチン（roscovitine）などの薬物が知られている．しかし，理論とは異なり，リチウムやバルプロ酸をbvFTDに投与し，有効だという報告はみられな

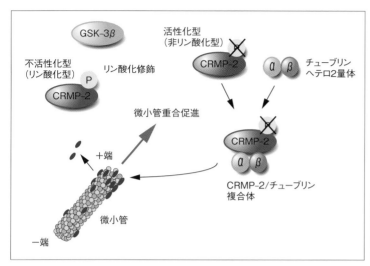

図36　GSK-3β
活性型 CRMP-2 はチューブリンと複合体となり，微小管重合を促進するが，GSK-3β は CRMP-2 をリン酸化し，チューブリンとの複合体形成を阻害する。

い．筆者も試みたことがあるが，明らかな効果は認められなかった．

(2) 微小管安定剤 (Microtubules Stabilizing Agents)

チューブリンポリマーをチューブリンに安定化ないし軸索の変性を減少する物質である．薬剤としては，エポチロン B の一部置換剤であるイクサベピロン (ixabepilone, イグゼンプラ®) があり，乳癌治療薬として商品化されている．また，抗悪性腫瘍剤のパクリタキセル (paclitaxel, タキソール®) もあるが，bvFTD に対する治験の報告はない．さらに，マクロライド化合物で微小管安定薬のエポチロン (epothilones) も知られているが，bvFTD への適応はない (Brunden KR, et al [2010] J Neurosci, 30 [41]：13861-13866)．

(3) Nueroprotective therapies

IL-2 などのサイトカインの発現を抑制する物質については，臓器移植時の拒絶反応抑制剤のタクロリムス (グラセプター R) がある．この薬物は TDP-43 にも有効とされているが，未だ行動異常型前頭側頭型認知症 (bvFTD) に対する治験の報告はない．

(4) Heat shock proteins

分子シャペロンとして，ユビキチン化したタウを調整する物質の CEP-1347 などがある．この薬物については，2012 年にパーキンソン病を対象とした臨床治験が行われたが，効果がないとされた．

(5) 線維化抑制剤

線維化を抑制する物質だが，併せてβアミロイドの凝集も阻害する．薬物として，ポリフェノール，ポルフィリン，フェノチアジン系物質などがある．その中で，メチレンブルーやディメボンは TDP-43 の凝集も抑制すると報告されていた．しかし，ディメボンは，アルツハイマー病を対象とした臨床治験が行われたが，効果がないとされた．一方，メチレンブルーは治験が現在も継続されている（なお，中毒性メトヘモグロビン血症に対してはすでに第一三共より発売されている）．

3) 今後の根治療法の可能性

(1) タウワクチン療法

アルツハイマー型認知症のβアミロイド免疫療法によると，アミロイドを除去することによって，リン酸化タウも減少させることができるという報告がある（アミロイドカスケードによれば当然のことかもしれないが）．同様に，タウワクチンの可能性については，まだマウスによる動物実験だが，PHF 抗体によって脳内のタウが減少したという報告がある．現時点ではまだヒトへの投与は行われていないが，将来はアルツハイマー病へのアミロイドワクチン療法と同様に，ピック病や大脳皮質基底核変性症 (CBD) に対するタウワク

(2) TDP-43 や FUS 関連物質などの治療薬

タウオパチーにおけるタウのリン酸化と同じように，TDP-43 の異常リン酸化の意味も現時点では不明である．異常リン酸化が，TDP-43 の生理的作用である転写調節や mRNA splicing に影響した結果，神経細胞の機能不全に陥る可能性や，線維形成による毒性の可能性が示唆されているが，いまだ治療法に結びつく報告はない．

なお，リルゾールは ALS の治療薬として有名である．ベンゾチアゾール系の薬物で，グルタミン酸受容体の抑制を通じて，神経細胞を保護する．なお，ALS の治療薬ではビタミン B_{12} が治験中である．

3. その他の薬剤（現在使用されている薬剤）[4]

1) 神経細胞増殖作用ないし新生作用を有する薬剤

神経増加の作用を有する薬剤について，脳由来神経栄養因子（Brain-derived neurotrophic factor：BDNF）作用とシグマ 1 受容体作用をまとめた．

(1) 抗うつ薬

BDNF は神経細胞，樹状突起，神経終末に局在し，終脳から脊髄まで幅広く分布しているが，特に海馬と大脳皮質に多く含まれ，受容体の活性をコントロールしている．抗うつ薬は，BDNF を増やす作用を持ち，神経幹細胞を増殖させることで，神経回路網の形成・発達，シナプスの新生，学習・記憶に関与しているといわれている．この場合，抗うつ薬の種類は問わない．

なお，抗うつ薬と異なるが，トレーニング（有酸素運動）を 2 週間以上続けると，海馬内 BDNF のタンパク質および mRNA の発現量が共に増加するという報告がある．

(2) シグマ 1 作用を有する薬剤

シグマ 1 受容体は，脳内の N-メチル-D-アスパラギン酸（NMDA）受容体を調整することによってグルタミン酸系を調整するものである．覚醒剤のコカイン（cocaine）とメタンフェタミン（methamphetamine），抗うつ薬のフルボキサミン（fluvoxamine）とセルトラリン（sertraline），抗精神病薬のハロペリドール（haloperidol），抗てんかん薬のフェニトイン（phenytoin）などが強い親和性を持っている（表80）．

(3) GABA 作動薬

海馬歯状回には幹細胞（type-1 細胞）があり，type-2 細胞を経て新生ニューロンとなる．この時，歯状回に至る貫通線維に学習時に発生する θ 波と同じ電気刺激を与えると，GABA ニューロンが活性化して新生ニューロン分化が促進されるといわれている．同様なことが GABA 作動薬でも起こる．すなわち，GABA 作動薬を投与するとマウス海馬では通常の 1.5 倍以上の新生ニューロンが生ずると報告されている．ただし，薬剤によって異なり，ペントバルビタールは効果があるが，なぜかジアゼパムは無効であると報告されている．

(4) その他

ドネペジルに細胞新生作用の報告がある．

表80 抗うつ薬のシグマ受容体サブタイプへの親和性[4]

薬剤名（商品名）	シグマ1（Ki値）	シグマ2（Ki値）
フルボキサミン（ルボックス，デプロメール）	36	8,439
セルトラリン（ジェイゾロフト）	57	8,297
フルオキセチン（プロザック）*	240	16,100
シタロプラム（セレクサ）*	292	5,410
イミプラミン（トフラニール）	343	2,107
パロキセチン（パキシル）	1,893	22,870
デシプラミン（パートフラン）*	1,987	11,430

*日本未承認薬

2）神経細胞保護作用を有する薬剤
(1) アセチルコリンエステラーゼ阻害薬（AChEI）

現在，ドネペジル（アリセプト®），ガランタミン（レミニール®），リバスチグミン（リバスタッチ®，イクセロンパッチ®）の3種類が使用可能である．薬理作用は，いずれの薬物も，中枢神経系のアセチルコリンエステラーゼ（AChE：神経シナプス間隙に存在するアセチルコリン分解酵素）の働きの阻害作用だが，末梢性コリン系への作用は軽微である．このため副作用が少ないといわれている．なお，改善した知的機能レベルは再度低下し，1～3年程度で投与時の知的機能レベルにまで戻ってしまうといわれている（ただし，個人差は非常に大きいため，当てはまらない例も多く報告されている．表81）．

主な副作用は，①消化器症状（食欲低下，悪心，嘔吐，下痢，腹痛），②精神症状（不眠，興奮，攻撃性，せん妄），③自律神経症状（頭痛，めまい，動悸，血圧変動，徐脈）などで，通常，投与開始の1週間以内にみられる．なお，副作用がひどい場合には早急に減量したり，隔日投与にすべきである．

最近は，コリンエステラーゼ阻害剤の薬理作用とともに，アミロイド毒性からの神経保護作用が共通してみられるとともに，リバスチグミンの抗アポトーシス作用や，ドネペジルの神経細胞の新生作用が報告されている．

表81 抗認知症薬の薬理作用

薬理作用等		薬剤名（商品名）	ドネペジル（アリセプト®）	ガランタミン（レミニール®）	リバスチグミン（リバスタッチ®，イクセロン®）	メマンチン（メマリー®）
代謝経路			肝代謝 CYP3A4および一部CYP2D6	肝代謝 CYP2D6およびCYP3A4	腎排泄が多い．相互作用少ない．薬物放出率は約50%	腎排泄 薬物放出率の平均値は45.3%～49.7%
AChE阻害作用			非競合的・可逆性	競合的・可逆的	非競合的・可逆的	なし
代謝時間	Tmax (hr)		3.00±1.10	0.5～2時間	0.5～2時間（貼付剤の場合は8～16時間）	6.0±3.8
	Cmax (ng/mL)		9.97±2.08	47.3±8.3	8.27±2.31	28.98±3.65
	半減期 (t1/2)		70時間（89.3±36.0）	8～9.4時間（9.4±7.0）	10時間（貼付剤の場合は中止すると2.1～3.3時間）	55.3～71.3時間（71.3±12.6）
	AUC (ng·hr/mL)		591.7±155.9	431±74.4	116±42.7	2497.6±482.8
アセチルコリンエステラーゼ阻害 (IC50)	大脳 (nM)		6.7 (8～40)	1200±33	4.3	なし
	ラット全脳 (nM)		14±2	346±74	43±15	なし
	ヒト大脳皮質 (nM)		323±126	5000±170	4760±110	なし
ブチルコリンエステラーゼ阻害 (IC50)	大脳 (nM)		640～4150（7400±130）	記載なし	30～37（31±2.0）	なし
	ヒト大脳皮質 (nM)		12800±700	59200±1700	238±20	なし
蛋白結合率 (%)			88～96	18	36～48	
脳脊髄液濃度／血漿濃度			10%	80%	血液-脳関門70%	72%
コリンエステラーゼ (AChE) の誘導			約3倍	約1.5倍	変化なし	なし
脳脊髄液中	AChE活性		11.8%増加	2.1%減	42.6%減	なし
	AChE蛋白量	13週	215.2%増加	51.2%増加	9.3%～-21.8%減	
		6ヵ月	273%増加	90%増加	報告なし	
	BuChE活性 BuChEタンパク質		2.8%増加 0.4%増加	0.5%増加 10.5%増加	45.6%減 21.8%減	なし
脱感作（ニコチン受容体密度の上昇）				脱感作しにくい．		

(Anton, et al（2005）Neuropsychopharmacology, 30：1649-1661 [1]より一部改変して引用)

表82 抗精神病薬の認知機能改善作用[4]

薬剤名（商品名） \ 認知機能	注意 attention/viligance	語流暢性 verbal fluency	遂行機能 problem solving	作動記憶 working memory	視覚性記憶 visual learning	言語性記憶 verbal learning
クロザピン（クロザリル®）	+	+	+	-	-	+
オランザピン（ジプレキサ®）	-	+	+	-	+	+
クエチアピン（セロクエル®）	+	+	+	-	-	-
リスペリドン（リスパダール®）	+	-	+	+	+	+
ペロスピロン（ルーラン®）	?	?	+	?	?	?
アリピプラゾール（エビリファイ®） ブロナンセリン（ロナセン®）	報告なし					

＋：効果あり，－：無効，？：不明

（2）NMDA受容体作動薬

メマンチンは，経口タイプのアマンタジン（amantadine）誘導体に分類される．NMDA（N-メチル-Dアスパラギン酸）受容体のPCP結合部位に非競合的に結合することで，Caイオンの細胞内流入を遮断する．神経細胞保護作用と抗パーキンソン作用を示し，海外では抗パーキンソン薬としても使用されている．中等度から重度のADにも効果があるといわれる．コリンエステラーゼ阻害剤にみられるアミロイド毒性からの神経保護作用とともにグルタミン酸毒性からの神経細胞保護作用が認められる．UCLAのShapiraらは，前頭側頭型認知症や語義失語の患者への治験を実施している．

（3）その他の薬剤

Chrysamine G（congo red類似物質）やメラトニン（睡眠関連物質で，抗酸化作用もある）にも神経細胞保護作用がみられる．さらに，非定型抗精神病薬のオランザピンやクロザピンはBcl-2タンパク質を増加させることで保護作用がみられる．しかし，逆の説として，長期に服用すると脳容積が減少するという報告もある[1]．

3）症候改善作用薬（symptomatic agents）

（1）認知機能改善作用

①コリンエステラーゼ阻害薬とNMDA受容体作動薬（表81）

記憶，注意，遂行機能障害，巣症状（失語など）など，認知症に共通の中核症状を改善する．ドネペジル（アリセプト®など），ガランタミン（レミニール®），リバスチグミン（リバスタッチ®，イクセロン®），メマンチン（メマリー®）がある．

②脳循環改善薬・脳代謝賦活薬

注意，覚醒レベル，意欲などを改善する．アマンタジン（シンメトレル®），ニセルゴリン（サアミオン®）などがある．

③抗精神病薬

定型抗精神病薬は認知機能を悪化させる場合が多いようだが，非定型抗精神病薬は認知機能を改善したり，混乱状態を鎮めたりする（**表82**）．遂行機能については，非定型抗精神病薬に共通の改善作用がある．

（2）BPSD改善作用

認知症の行動・心理症状＝BPSDには，興奮，暴力，徘徊や自傷行為などの行動障害，うつなどの感情障害，幻覚や妄想などの精神症状が含まれる．しかし，薬剤使用の主な目的が行動抑制となることが多く，転倒などの副作用を伴うので注意が必要である．なお，抗精神病薬の非定型は，リスペリドン，クエチアピン，オランザピン，ペロスピロン，アリピプラゾール，ブロナンセリンの6種類とした（クロザピンは制限された薬剤のためここでは除いた）．**表83**は，BPSD別に薬物の使用をまとめたものである．

①抗精神病薬

興奮，易怒などのBPSDの一部を改善する．

②抗うつ薬

意欲低下，感情易変などのBPSDの一部を改善する．選択的セロトニン再取り込み阻害薬（SSRI）やセロトニン・ノルアドレナリン再取り込み阻害薬（SNRI）が使用しやすいようである．

表83 BPSDと使用可能な薬物[4]

標的症状		抗精神病薬 定型	抗精神病薬 非定型	抗うつ薬 三・四環系等	抗うつ薬 SSRI SNRI	抗不安薬	睡眠薬	脳循環改善薬	抗認知症薬	抗てんかん薬	漢方薬
1. 脱抑制	a. 興奮・易怒	◎	○	×	○	○	○	△	×	○	○
	b. 衝動行為	○	○	△	○	△	○	−	△	◎	△
	c. 規則違反	△	△	−	−	−	−	△	△	△	△
2. うつ状態	a. 意欲低下	△	○	◎	◎	△	×	○	△	×	○
	b. 抑うつ気分	×	○	◎	◎	○	○	○	△	×	○
	c. 不安・焦燥	○	○	△	△	◎	◎	△	△	△	○
3. 常同		△	△	△	△	△	△	△	△	−	△
4. 徘徊		◎	○	×	△	○	○	△	△	△	○
5. 幻覚		○	○	×	−	○	○	△	○	×	○
6. 妄想		○	○	×	△	△	△	−	△	×	○

◎:著効,○:有効,△:一部有効,×:無効ないし悪化,−:使用経験なし

③感情調整薬

感情易変などのBPSDの一部を改善する.

④抗不安薬

不安・焦燥などのBPSDの一部を改善する.

⑤睡眠薬

不眠・興奮などのBPSDの一部を改善する.短時間系睡眠薬が使用しやすいようである.近年,メラトニン受容体作動薬やオレキシン受容体拮抗薬などのベンゾジアゼピン系とは作用機序を異にするものも用いられる.

⑥抗てんかん薬

易怒性,興奮などのBPSDの一部を改善する.

⑦ドパミン作動薬

意欲低下などのBPSDの一部を改善する.なお,パーキンソン病に使用されるレボドパないしレボドパ配合剤,麦角系ないし非麦角系ドパミン受容体作動薬,ノルエピネフリン前駆物質(ドロキシドパ)などが処方可能と考えられる.ただし,アデノシンA2A受容体拮抗薬(イストラデフィリン),COMT阻害薬(エンタカポン)も発売されているが,使用経験がないため効果については不明である.

4) 抗酸化作用を有する薬剤,薬物ないし食物

抗酸化物質とは,生体の酸化ストレスの原因となる活性酸素を捕捉して無害化する物質の総称で,水溶性,脂溶性および両性(ポリフェノール)に分類される.神経細胞保護作用がある.

(1) 水溶性抗酸化物質

①アスコルビン酸(ビタミンC):アセロラ,柿,グレープフルーツ,ミカン類に多く含まれる.

②ビタミンB群(ナイアシン,B_2,B_6)

③ピクノジェノール(松の樹皮)

④ペプチド(グルタチオン,システイン)

(2) 脂溶性抗酸化物質

①アスタキサンチン(鮭,カニ)

②αトコフェロールないしビタミンE(ウナギ,小麦胚芽,たまご)

③コエンザイムQ10ないしユビキノール(肉,鰯,大豆)

④カロチノイド:カロテン類とキサントフィル類を含む.

⑤αカロテン(にんじん,かぼちゃ)

⑥リコピン(トマト)

(3) ポリフェノール

分子内に複数のフェノール性ヒドロキシ基を持つ植物成分の総称である.

①フラボノイド

a. イソフラボン(大豆), b. ルチン(そば), c. カテキン(茶), d. アントシアニン(ぶどう)

②非フラボノイド

a. ザクロエキス(柘榴), b. クルクミン(ウコン,ターメリック), c. フェルラ酸(米ぬか,日本酒),

d．クロロゲン酸（コーヒー，プルーン，ごぼう），
e．αリボ酸（レバー，じゃがいも，ほうれん草）

5）補完代替物質

（1）脳循環改善・代謝賦活作用を有する物質

①多価不飽和脂肪酸（DHA，EPA，αリノレン酸，紫蘇油）は競合作用でコレステロールを低下し，動脈硬化を防ぐ．なお，脳由来神経栄養因子（brain-derived neurotrophic factor：BDNF）は，神経細胞にある受容体TrkBに結合して，成長を調節したり，細胞を増加させるタンパク質だが，抗うつ薬とともにDHAなどの食物によって増加するといわれる．なお，飽和脂肪酸は単なるエネルギーになるだけで，細胞組成には関係しない．多価不飽和脂肪酸が細胞膜等の構成材料となる．

②納豆は成分のナットウキナーゼ（溶解酵素）に抗凝固作用がある．

③青魚（EPA：エイコサペンタエン酸），銀杏葉（フラボノイド「ギンコロイド」およびテルペン類「ビロバライド」には血管拡張作用がある．

④食物繊維：栄養の利用効率を低下（腸での吸収低下）させることで，コレステロールを低下させる．コーン／アップルファイバー，寒天（紅藻類），グルコマンナン（蒟蒻：こんにゃく），コラーゲン（肉，ふかひれ），キトサン（かに，えび），セルロース（穀物，野菜），ヘミセルロース（ふすま，緑豆）などがある．

（2）記憶を改善する食物

①レシチンは脳内の伝達物質（アセチルコリン）の前駆物質で，卵黄，大豆，レバーに多く含まれる．レシチンの摂取は腸管から吸収されて，その一部がコリンを生成する．しかし，コリンそれ自体を摂取した場合には，大部分がベタインやトリメチルアミンに分解されるため，無効になる．ただし，レシチンが不足している人を除き，レシチン摂取は記憶や学習能力に影響を及ぼさないといわれているが，ビタミンB_{12}との併用により効果がみられるとの報告もある．

レシチンはコレステロールが動脈に沈着するのを予防するのが主な作用で，卵黄，ピーナッツ，小麦胚芽，肝臓肉，魚，牛乳，チーズ，ブロッコリー，キャベツ，カリフラワーに多く含まれる．また，類似物質のホスファチジルセリンやα-GPC（グリセリルホスホリルコリン）については脳内コリンを上昇させる効果があるとの報告がある．

②DHA（ドコサヘキサエン酸）は神経細胞膜の成分になり，青魚に多く含まれる．

③イノシトールは神経細胞膜の成分で，オレンジ，スイカ，メロン，グレープフルーツに多く含まれる．

④イソフラボン誘導体（女性ホルモン様物質）は伝達物質の生成を早める作用があり，大豆類，豆科葛に多く含まれる．

⑤ウコン（クルクミン）はカレーの香辛料に含まれる．βアミロイドの凝集を阻止するといわれている．

（3）抗酸化作用を有する物質

別に記載した（p105参照）．

（4）神経細胞膜の成分

①必須脂肪酸

αリノレン酸とαリノール酸があり，体内では合成されない．なお，EPAとDHAはαリノレン酸から体内で合成されるが，時間がかかるため，直接摂取したほうが効率的である．

②必須アミノ酸

リジン，フェニルアラニン，ロイシン，イソロイシン，メチオニン，バリン，スレオニン（トレオニン），トリプトファン，ヒスチジンと呼ばれる9種類のアミノ酸があり，人間の身体の中で合成されない．なお，人の身体を作るアミノ酸は20種類で，体力に関するアミノ酸，エネルギーに関するアミノ酸，身体や内臓をつくるアミノ酸，脳の働きに関するアミノ酸（フェニルアラニン，トリプトファン，ヒスチジン），そして免疫に関するアミノ酸に分けられる．

6）今後の薬剤－疾患修飾作用薬や根本治療薬（disease modifying agents）の可能性

疾患の原因となる蓄積タンパクの産生を抑制したり，除去する治療法である．疾患の進行を直接抑制できる可能性のある薬剤でもある．現時点で

は，未だ根本治療薬は開発されていない．しかし，βアミロイド関係では疾患の進行を直接抑制する薬剤の開発も進んでいるので，それらを参考までに述べたいと思う（図37）．

(1) βセクレターゼ阻害薬

BACE1（β-site APP cleaving enzyme）阻害薬については MK-8931（MSD），AZD3293（アストラゼネカ），E2609（エーザイ）などの報告があるが，未だ実用化されたものはない．

(2) γセクレターゼ阻害薬

γセクレターゼは，プレセニリン，ニカストリン（nicastrin），Aph-1Pen-2 を因子とした膜タンパク複合体で，アスパラギン酸を活性中心としたプロテアーゼである．APP だけでなく，Notch を切断しシグナルの阻害にも関与する．阻害薬には，遷移状態模倣型阻害薬（L-685,458），ジペプチド型阻害薬（DBZ, Semagacestat），スルホンアミド型阻害薬（Begacestat），NSAIDs 型モジュレーター（Tarenflurbil）や非 NSAIDs 型モジュレーター（GSM-1）などが報告されているが，未だ実用化はされてはいない．なお，Semagacestat の治験は中止された．また最近では，Aβ特異的産生抑制ポリペプチドなども報告されているが，まだ実用化はされていない．

(3) γセクレターゼ調節薬

Notch 阻害に関与せず，切断部位特異的にγ-セクレターゼ活性を調節するものを，γ-セクレターゼモジュレーター（GSM）という．begacestat（GSI-953：Notch sparing GSI）は 2015 年現在第2相試験中だが，結果はまだ出ていない．avagacestat（BMS-708163：Notch sparing GSI）は第2相試験中である．

(4) アミロイドワクチン

ソラネズマブ（solanezumab, イーライリリー）などがアミロイドの除去に有用との治験結果が出ている．

(5) αセクレターゼ賦活薬

αセクレターゼは水溶性のアミロイドを生成する酵素である．女性ホルモン（エストロジェン）

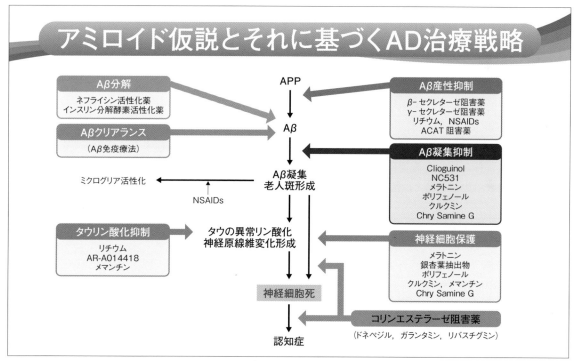

図37 AD の治療

（玉岡晃　著：中島健二，和田健二　編（2012）認知症診療 Q&A 92. p297, 中外医学社，東京より転載改変）

やニコチンなどはその賦活を促す薬剤になる．

(6) その他

α7ニコチン性アセチルコリン受容体作動薬（EVP-6124，ABT-126，MT-4666）やMAO-B阻害剤（RG1577）が治験中である．

III 非薬物療法とケア（生活支援）[2,3,5]

認知症への対応は次のようにすべきである．第一は、環境調整を行い、認知症の人の環境への適応を援助することである．第二は、ケア（生活支援）で、日常生活・社会生活上の障害の支援や補助をすることである．この場合、介護者が障害の機序・問題点を的確に把握して対応することが重要なポイントであるから、家族教育もここに入れるべきかもしれない．そして、第三は、治療だが、まずは非薬物療法を行うとともに、控えめに薬物治療を併用するべきである．

1. 環境調整（improvement of living environment）

環境調整は狭義と広義に分けられる．狭義とは、屋内（自宅ないし施設内）での日常生活の場の調整で、住まいの単純化・簡素化や支援のための施設整備、生活習慣の変更、家族内の立場・役割の再構築などがある．広義とは、屋外（社会生活）の場の調整で、職場・仕事の内容の変更、バリアフリー、社会保障制度（介護保険など）の利用、地域活動や地域参加の立場・役割の再構築などがある．

以下、狭義の環境調整、特に施設などについてまとめてみた．原則として、認知症の人の住居は、機能性精神障害（たとえば統合失調症やうつ病）の人とは入院の形態、病棟の構造、職員の構成など、まったく別の体系にすべきだと思う．この場合、より単純で適応可能な生活環境と、生活支援のための職員を十分に準備すべきである．この点は、医療施設も福祉施設も認知症の入院・入所に対する視点は同一である．なお、施設の住居環境や人的環境を考えると、以下のような住まいが重要と思う．

1）入所した患者が不安を感じたり違和感を感じずに安心して居られる場所であること．

部屋の中に個人の持ち物を据え付けたり、患者が以前住んでいた住居（子供の頃住んでいた自宅ないし貸家）と類似した構造や設備を用意すべきである．これらの備品を通じて、本人に安心感が与えられることにより、抗不安薬などの薬物投与が必要でなくなったり、少量投与で十分になるかもしれない．

2）徘徊などの行動障害があっても、身体的に危険がない場所を提供すること．

徘徊などの行動が活発でも、患者の安全が保たれることが大切である．徘徊を防ぐために抗精神病薬などを大量投与すると、身体面の活動を抑制して寝たきりにしたり、転倒することがあるが、危険のない場所を提供することでこれらの副作用をなくすことになる．

3）興奮などのBPSDを抑えることができる場所を提供すること．

家庭などで興奮状態にあった患者が入所によって安心感が生まれたり、興奮が抑えられるような積極的な場所であれば、良い施設と思う．ユニットケアなどで過剰な刺激を除くだけでなく、逆に、適当な刺激を与えつつ、混乱を鎮静するための環境とは、「照明、温度などの物理的作用だけでなく、いろいろな要因が関与する」のかもしれない．しかし、環境を整えることで抗精神病薬などの投与を減少させ、いくらかでも過鎮静などの副作用を予防できると思う．

4）認知機能の低下に配慮した構造にすべきである．

環境が単純なため、種々の情報処理が少なくてすむことも大切である．認知機能が低下し、場所の見当識が障害されている患者や、不安や焦燥感、または常同的に徘徊する患者にとっては、環境が単純でわかりやすいことが必要である．同じ形の部屋の入り口にしないこと、部屋ごとに色彩を変えること、入り口に個人の写真や花や飾りなどの

目印を掲げたりすることなどが効果がある．これらの配慮により，認知機能改善薬（ドネペジルなど）を必要としなかったり，援助がなくても十分に生活を送ることができるようになる．

2．ケア（生活支援）：life support

生活支援は，日常生活支援と社会生活支援に区別される．非薬物療法では，それぞれ日常生活活動療法（ADL therapy）と作業活動療法（occupational therapy）に対応している．ここでは，介護者の基本的な視点と終末期ケアの重要性を再確認するとともに，新しいケアの流れを解説した．

1）ケアの基本

若年と老年期のケアは異ならないため，原則として区別する必要はない．①患者本人の基本的人権や尊厳を否定しないこと，②本人の希望をかなえ，自身の持つ能力を十分に発揮できるような支援をすること，③安心して生活できる環境空間を用意することである．また，具体的なケア内容として，①社会参加の機会を多く取り入れること，②身体的運動を多く取り入れること，③単なるレクリエーションではなく仕事やボランティアなど社会活動を取り入れることである．若年の場合は，社会的な役割分担や奉仕活動を行うことこそ，責任であり価値であると考える傾向にある．すなわち，本人の希望をかなえるということは，労働に価値を持ち，その貢献を通じた自己実現のようである．

日本型デイサービスにみられる受け身・全員参加・一律でのレクリエーション主体の活動より，欧州型デイケアにみられるような，能動・個別の自主活動型「居場所提供」が好ましいのはいうまでもない．今後のデイサービスの対象者についていえば，明治や大正時代の戦前生まれから昭和時代の戦中から戦後生まれに変わっていく．そのとき，認知症のケアは，全員参加の形態から個別対応へと介護形態が転換するように思える．

2）ターミナルケア

近年，病識欠如が認められる中等度以上の認知症の受診が少なくなり，初期ないし軽度認知症のレベルでの受診が増加している．そのため，認知症になった場合，余命時間でいかなる闘病生活を送るか，ターミナルステージでは胃瘻を作成するか人工呼吸器はつけるかなど，告知ののち，相互に理解すべき問題の確認作業の重要性が高まっている．しかし，ここにはパラドックスがある．いわゆる「死に至る病」であっても，がんや筋萎縮性側索硬化症（ALS）の場合には，自分の病気を受容する時間とともに，最期を判断するだけの時間と能力が残されているのに対して，認知症の場合には，本人が判断できる時間には限りがあることである．少なくとも，認知症の初期段階では判断が可能だが，中等度以降では困難になる．極端なことを言うと，認知症の場合，本人に告知し治療を導入する最初の段階で，ターミナル時の決断（胃瘻，人工呼吸器）を迫らないと，自己判断・自己決定が困難になるということになる．

すなわち，日常生活が自立ないし半自立で，判断能力がまだ保たれている軽度認知症の時期に，①予後とともにターミナル時の延命措置の意思を確認すること，②その内容をカルテに日時とともに記載すべきこと，さらには，③家族に実際の延命状態の介護体験や，他の介護家族を紹介して介護者相互の意見交換を勧めることを，「告知に関連する一連の医療行為」として実施すべきと考えられる．

ただ，不幸にも「自己決定できずにターミナルを迎えてしまった認知症患者」が数多く存在する現実をみると，米国のように「自らが認知症になる前の年齢（18歳以上）に達した場合，自らの治療に関して事前指定ができるという権利（事前指示書の作成）」や，サウスオーストラリア州の法律のように「自らが意思決定をできなくなった場合に限り，終末期医療を含めたすべての治療の決定権を持つ人を指名する権利（代理決定者の選定）」などの終末期医療の内容が日本でも進むことを望みたい．

筆者は，終末期になったとき，すべてを家族の判断に任せることになったり，医療従事者と家族

が相談し、患者の生死を決定するという法律には、賛成できない．やはり、「自分の最期は自分が判断する」ことこそ自明の自己の権利であり、それを援助するのが医療や福祉に従事するものの務めだろうと思っている．

ただし，認知症者において判断能力を論じ，自己決定する際には，狭義の判断能力を意味する「責任能力のレベル」，すなわち「12～13歳以上の正常者の能力をもつこと」が必要であるし，それまでの間に，以上のような終末期の医療行為への確認行為を行うべきと考えている（**表84**）．ただし，これらの能力に達せず重度になった場合であっても，原則的には本人の意志を尊重すべきであることはいうまでもないと思っている．

表84 能力の種類[5]

民法上の能力	権利能力	意思能力	責任能力	身分行為能力	行為能力
内容	権利や義務を持つ資格や地位に就けるが，権利も義務も負わない．	判断し意思決定できる．贈与を受ける行為が当てはまる．	法的責任を理解でき，損害賠償などの責任をとれる．	養子縁組の承諾・離縁，遺言ができる．	財産取引などの法律行為を完全に一人でできる．
対象年齢	胎児，重度障害者も可	10歳以上（7歳も可）	12～13歳以上	15歳以上	20歳以上

3）新しいケアの流れ
（1）就労型ケア

認知症が発症し社会活動（労働）が制限されると，家庭内の引きこもりや対人交流が少なくなるために，認知機能に対する廃用性変化が生じる．この内容は非可逆的なことが多く，社会活動を継続した群と比較すると有意に認知機能の低下がみられることになる（結果として，認知症が進行し，中等度認知症となり，デイケアやデイサービスへの参加まで続くわけである）．

社会活動の内容は記憶障害の程度と正の相関があると考えられるので，境界例や軽度認知症の場合，退職しても，再度一般就労ないし福祉就労という社会活動（仕事）にトライすべきと思っている．現時点では，障害者総合支援法の訓練等給付（就労継続支援A・Bなど）が利用できるため，高次脳機能障害者の復帰プログラムのような形で，ジョブコーチのついた取り組みが望まれる．

ところで，社会参加は，認知症や身体障害のレベルに関係なく，すべての患者に提供されるべきものと考えている．居場所作り（皆と出会える場所），自主性（自分が計画し行う），生き甲斐の発見が前提となるが，この場合，日本型デイサービスにみられる受け身・全員参加・一律でのレクリエーション主体の活動でなく，欧州型デイケアにみられるような，能動・個別の自主活動型「居場所提供」が好ましいのはいうまでもない．

（2）FTLDのケア（表85）

いまだ，FTLDの根治療法がないのと同様に，FTLDのケアが確立しているわけではない．bvFTDにみられる症状を逆に利用したルーチン化療法の報告は，常同型に対して有効であるもの

表85 FTDの行動障害の対応方法

臨床類型	具体的症状	非薬物療法（ケア）	薬物療法
脱抑制型	暴力，興奮，万引	刺激の制限，環境整備	抗精神病薬
意欲低下型	閉じこもり，無為	リハビリテーション，趣味・レクリエーション	抗うつ薬，脳循環改善薬
常同症型	徘徊・周徊	環境整備，他の行動への転化，趣味・レクリエーション	抗うつ薬，抗精神病薬
	過食	環境整備	

の，意欲低下型や脱抑制型にはあまり有効とはいえない．むしろ，刺激の調整を目的とした環境療法，具体的には，短期の福祉施設入所や精神科病院入院のほうが，より広範囲の行動障害に有効と思われる．「悪い生活習慣」と考えられる徘徊，同じ食物の多量摂取，過食，自動車の運転，浪費などは，脱抑制型と常同型に属する行動障害と考えられるが，環境療法によって「よい生活習慣」に改善できる場合が多いと思う．ただし，意欲低下型に属する行動障害は，薬物療法のほうがより効果があるので，デイケア等で生活指導や運動療法を併用することが有効である．筆者は環境整備＞薬物療法＞リハビリテーション（作業療法＞レクリエーション）の順と考えているが，必要に応じて併用すべきだろう．

3. 非薬物療法（non-drug therapy）[4]

アプローチを5つの方法に分けて，以下に説明した．

1）認知に焦点を当てたアプローチ
(1) 現実見当識療法（reality orientation training：ROT）
①方法
日時，場所，周囲の事物，個人的な出来事などを教えたり，問いかけたりすることで，注意や関心をもたせたり，それらの内容の再認を行うことである．個人，集団ともにデイサービスなどで行われている．
②効果
覚醒レベルを高めたり，見当識を改善する効果がある．ただし，記憶障害全般の改善などに汎化しないようである．

(2) 認知リハビリテーション（cognitive rehabilitation）
①方法
計算，書き取り，音読，ゲームなどによる反復訓練が当てはまる．
②効果
記憶障害を改善する効果がある．

2）感情に焦点を当てたアプローチ
(1) バリデーション療法（validation therapy）
米国のソーシャル・ワーカーのナオミ・フェイル（Naomi Feil）が始めたものである．
①方法
認知症の人と意志疎通を図りつつ，自己評価を回復させる療法である．集団で行われることが多く，ゲーム，歌，ロールプレイなどを通じて，共感（バリデーション）しながらコミュニケーションを図るものである．患者一人ひとりに，本人が理解され，受け入れられているという感情を抱かせることを目標としている．
②効果
自尊心の保持，外界からの逃避の減少，未解決問題への補助，独力での生活維持に効果がある．

(2) 回想法（life review）
バトラー（Butler RN）が「高齢者の回想は年齢とともに自然に起こり，老年期を健やかに過ごすために積極的な意味を持つ」と1960年代に提唱したことに始まる．
①方法
生活史を系統的に聞き，各時代の意味づけを通じて認知症の人の人格の再統合を目指す治療法で，集団で行われることが多いようである．
②効果
現実見当識の改善，情動機能の回復，意欲の向上，発語回数の増加，表情などの非言語的表現の豊かさの増加，集中力の増大，行動障害の軽減，社会的交流の促進，支持的・共感的対人関係の形成，他者への関心の増大などの効果があると言われている．ただし，回想法は，認知症の程度として，記憶の障害はあるものの，言語表現が残っている時期に有効である．

3）刺激に焦点を当てたアプローチ
(1) 音楽療法（music therapy）
①方法
音楽療法は，音楽を聞くことにより心身の安定・改善を図る受容的音楽療法と，認知症の人に実際に楽器を演奏してもらったり，音楽を聴いたりすることで，積極的にストレスの発散や，心身の安

定を図る能動的音楽療法に分けられる．

②効果

音楽のもつ生理的，心理的，社会的働きにより，心身の障害の軽減回復，機能の維持改善，生活の質の向上，問題となる行動の変容が図られる．また，音楽，歌，カラオケなどは，認知症では障害されにくい部位が関与するため，その部位を通じて他の脳部位に刺激を与える．

(2) 芸術療法（絵画，陶芸など）
(art therapy, ceramic art therapy)

1942年にイギリスの画家，Adrian Hill が，創作により自らの身体疾患（結核）を回復させた体験から用いられるようになったと言われている．芸術療法には，絵画療法，音楽療法，物語療法，詩療法，コラージュ療法，舞踏療法，演劇療法，造形療法，箱庭療法などが含まれる．

①方法・効果

非言語的なコミュニケーションの手段によって，自分の感情や願望などを表現し，感情や認知機能を改善するといわれている．

(3) ペット療法／アニマルセラピー（動物介在療法）
(animal assisted therapy)

①方法

医師が治療目標や援助目標を設定し，コーディネーターが最適な動物と動物取扱者(飼い主など)を選んで治療対象者にかかわらせ，効果判定をするものを動物介在療法（AAT）という．また，治療や援助の目標を決めず，慰問的な活動については動物介在活動（AAA：animal assisted activity）という．

②効果

犬や鳥に接することで，感情の安定や社会生活の改善がみられる．記憶より行動障害に有用とされている．

(4) アロマテラピー（aromatherapie [仏]），
アロマセラピー（aromatherapy [英]）

①方法

花木（ハーブを含む）などの植物より抽出した芳香成分（精油：エッセンシャルオイル）を用いて，心身を刺激するものである．

②効果

嗅覚を刺激する作用と皮膚や粘膜を通して体内に入り作用する2つに分けられる．前者は嗅覚刺激（香り）によって快感・覚醒感などで情動的な反応を起こす．後者は血中に入って生理反応を起こす．

具体的には，カモミールの（筋肉などの）鎮痙作用，ローズマリーの血行促進作用，ラベンダーの止血作用，クラリセージのエストロゲン様作用などがある．

4）行動に焦点を当てたアプローチ（行動療法的アプローチ）

(1) 認知行動療法
(behavioral & cognitive therapy)

①方法

行動障害を観察・評価することに基づいて介入方法を導き出す．以下のような技法がある．

a. レスポンデント技法は，条件刺激によって誘発される，習得的反応の強化や消去を行うものである．

b. オペラント技法は，行動の直後にある刺激を与えることでその後の行動を強化したり消去・弱化させるものである．

c. トークンエコノミー技法は，課題を正しく遂行できたとき，あらかじめ約束した条件に従って報酬を与えるものである．

②効果

望ましくない行動を低減（弱化）し，望ましい行動を増大（強化）させる．

(2) (生活)リハビリテーション (rehabilitation)

以下の活動を繰り返しそれぞれの動作の獲得訓練を行うものである．

①方法

a. 日常生活活動（動作）療法：ADL therapy

日常生活動作能力（ADL：activity of daily living）は食事・整容・更衣・排尿・排便・入浴などを含む．また，手段的日常生活動作能力（IADL：instrumental ADL）は買物・電話・外出・社会参加などを含む．

b. 作業活動（アクティビティ：activity）療法

生産的作業活動療法は絵画や料理など，非生産的活動療法はスポーツや趣味などを含む．本来は，aのADL therapyも含まれることがある．
②効果
　心身や生活全般の活性化を図ること，または，主体性を持ちいきいきした状態を引き出すことをいう．

5）その他のアプローチ
(1) 運動療法（有酸素運動など）
　　　（functional therapy）
①方法
　エアロビ，ウォーキング，ジョギング，水泳，サイクリングなど一定時間以上継続し脂肪を燃焼させる有酸素運動が含まれる．
②効果
　身体への適切な刺激が，脳全体を刺激するといわれている．通常，散歩，体操，スポーツなどは，脳全体の覚醒度を高め，脳血流量を増加させるとともに，脳全体の再統合を促進する．また，有酸素運動は，脳由来栄養因子（BDNF：神経細胞の成長を調節したり，細胞を増加させる液性蛋白質）やネプリライシン（NEP：ベータ・アミロイドを分解する作用を持つメタロペプチダーゼ）等を増加させることで，神経細胞新生を増加させるといわれている．

(2) 光療法（phototherapy / light therapy）
　季節性うつ病の研究を行ったローゼンタール（Rosenthal NE）らによって，1982年に高照度光照射療法が提唱された．
①方法
　起床後2時間ないし食事時間に，光照射（3,000ルクス程度）を行うものである．なお，照度と時間については諸説があるが，2,500ルクス以上で有効との意見が多いようである．
②効果
　睡眠障害，せん妄状態，食思不振とともに，記憶障害も改善するという報告がある．覚醒レベルや注意力を改善することが理由といわれている．

Ⅳ 認知症研究において歴史的に重要と思われる文献

　認知症に関する歴史的な出来事と，それを掲載している論文の一覧表を**表86**に示した．これは，SBUに記載されていた認知症研究において歴史的に重要と思われる出来事の一覧に文献を組み込み，著者がまとめたものである．なお，これらの内容は，(http://www.sbu.se/upload/Publikationer/Content1/1/Dementia_vol1.pdf)より入手できる．

表86　歴史的に重要と思われる出来事

歴史的な出来事	文献
1. 1822 First description of dementia paralytica	Bayle ALJ (1822) Recherches sur les Maladies Mentales. These de Médecine, Paris, 1822.
2. 1880 Depressive pseudodementia	Berrios GE (1985) "Depressive pseudodementia"or "Melancholic dementia": a 19th century view. J Neurol Neurosurg Psychiatry, 48：393-400.
3. 1881 Apoplectic dementia	Ball B and Chambard E (1881) Démence apoplectique. In：Dechambre A, Lereboullet L, ed.：Dictionnaire Encyclopédique des Sciences Médicales. Masson, Paris, pp581-585.
4. 1892 Pick's disease, lobar atrophy	Pick A (1892) Über die Beziehungen der senilen Hirnatrophie zur Aphasie. Prager Med Wochenschr, 17：165-167.
5. 1893 Dementia preaecox	Kraepelin E (1893) Lehrbuch der Psychiatrie. 4th ed. Abel Meixner, Leipzig.

注意：□はより重要と思われる論文．
(The Swedish Council on Technology Assessment in Health Care) (2008) Dementia-Etiology and Epidemiology-Systematic Review-Volume 1. SBU・Statens beredning för medicinsk utvärdering, Stockholm, pp137-138 を元に著者作成）

表 86 歴史的に重要と思われる出来事（続き）

歴史的な出来事	文献
6. 1894 Presenile dementia, Binswanger's disease	Binswanger O (1894) Die Abgrenzung der allgemeinen progressiven Paralyse. Berl Klin Wochensch, 31：1103-1105, 1137-1139, 1180-1186.
7. 1906 First report on Auguste D (by A Alzheimer)	Alzheimer A (1906) Über eine eigenartige schweren (by A Alzheimer) Erkrankungsprocess der Hirnrinde. Neurologische Centralblatt, 23：1129-1136.
8. 1907 First publication of Alzheimer's disease	Alzheimer A (1907) Über eine Eigenartige erkankung der Hirnrinde. Allg Z Psychiatr, 64：146-148.
9. 1910 Alzheimer's disease (AD)	Kraepelin E (1910) Psychiatrie：Ein Lehrbuch für Studierende und Ärtze. Verlag von Johann Ambrosius Barth, Leipzig.
10. 1910 Pathology of AD	Perusini G (1910) Über klinisch und histologisch eigenartige psychische Erkrankungen des späteren Lebensalter. Histologische und Histopathologische Arbeiten, 3：297-352.
11. 1911 Pathology of Pick's disease アルツハイマーによるピック病の病理所見の報告.	Alzheimer A (1911) Über eigenartige Krankheitsfälle der späteren Alters. Zeitschrift für die Gesamte Neurologie und Psychiatrie, 4：356-385.
12. 1912 Lewy body	Lewy FH (1912) Paralysis agitans. I. Patologische anatomie. In：Lewandowsky M, ed. Handbuch der Neurologie. Springer, Berlin, pp920-933.
13. 1913 Treponema pallidum in GPI	Noguchi H and Moore JW (1913) A demonstration of treponema pallidum in the brain in cases of general paralysis. J Exp Med, 17：232-238.
14. 1917 Treatment of GPI (Wagner-Jauregg)	文献先不明
15. 1923 Dementia in Parkinson's disease	Lewy FH (1923) Die Lehre vom tonus und der Berwegung. Zugleich systematische untersuchungen zur klinik, physiologie, patologie und patogenese der paralytis agitans. Julius Springer, Berlin.
16. 1927 Staging of Pick's disease	Schneider C (1927) Über Picksche Krankheit. Monatschr Psychiat Neurol, 65：230-275.
17. 1929 Down syndrome dementia	Struwe F (1929) Histopathologische Untersuchungen über Entstehung und Wesen der senilen Plaques. Z Gesamte Neurol Psychiatr, 122：291.
	Dalton AJ (1986) Crapper-McLachlan DR. Clinical expression of Alzheimer's disease in Down's syndrome. Psychiatr Clin North Am, 9：659-670.
18. 1933 Normal ageing	Gellerstedt N (1933) Zur kenntnis der Hirnveränderungen bei der normaler Altersinvolution. Uppsala Läkarförenings Förhandlingar, 38：193-404.
19. 1938 Congophilic angiopathy	Scholz W (1938) Studien zur Pathologie der Hirngefässe. II. Die drusige Entartung der Hirnarterien und Capillaren. Z Gesamte Neurol Psychiatr, 162：694-715.
20. 1952 The three stage model of AD	Sjögren T, Sjögren H and Lindgren AG (1952) Morbus Alzheimer and morbus Pick；a genetic, clinical and patho-anatomical study. Acta Psychiatr Neurol Scand 82：1-152.
21. 1961 Pseudodementia	Kiloh LG (1961) Pseudo-dementia. Acta Psychiatr Scand, 37：336-351.
22. 1962 Benign senescent forgetfulness	Kral VA (1962) Senescent forgetfulness：benign and malignant. Can Med Assoc J, 86：257-260.

注意：■はより重要と思われる論文.
(The Swedish Council on Technology Assessment in Health Care) (2008) Dementia-Etiology and Epidemiology-Systematic Review-Volume 1. SBU・Statens beredning för medicinsk utvärdering, Stockholm, pp137-138 を元に著者作成)

表86 歴史的に重要と思われる出来事（続き）

歴史的な出来事	文献
23. 1963 Paired helical filaments	Terry RD (1963) The Fine Structure of Neurofibrillary Tangles in Alzheimer's Disease. J Neuropathol Exp Neurol, 22：629-642.
	Kidd M (1963) Paired helical filaments in electron microscopy of Alzheimer's disease. Nature, 197：192-193.
24. 1965 Normal pressure hydrocephalus	Adams RD, Fisher CM, Hakim S,et al (1965) Symptomatic Occult Hydrocephalus with "normal" cerebrospinal-fluid pressure. A treatable syndrome. N Engl J Med, 273：117-126.
25. 1974 Multiinfarct dementia	Hachinski VC, Lassen NA and Marshall J (1974) Multi-infarct dementia. A cause of mental deterioration in the elderly. Lancet, 2：207-210.
26. 1975 Ischemic Score	Hachinski VC, Iliff LD, Zilhka E, et al (1975) Cerebral blood flow in dementia. Arch Neurol, 32：632-637.
27. 1975 MMSE	Folstein MF, Folstein SE and McHugh PR (1975) "Mini-mental state". A practical method for grading the cognitive state of patients for the clinician. J Psychiatr Res, 12：189-198.
28. 1976 Cholinergic deficiency in AD	Bowen DM, Smith CB, White P, et al (1976) Neurotransmitter-related enzymes and indices of hypoxia in senile dementia and other abiotrophies. Brain, 99：459-496.
	Davies P and Maloney AJ (1976) Selective loss of central cholinergic neurons in Alzheimer's disease. Lancet, 2：1403.
29. 1978 Aluminum and other metals in AD	Crapper DR, Karlik S and De Boni U (1978) Aluminum and other metals in senile (Alzheimer) dementia. In：Katzman R, Terry RD, Bick KL, eds.：Alzheimer's disease：senile dementia and related disorders：Raven Press, New York, pp471-485.
30. 1981 White Matter Disease (WMD) in AD	Englund E and Brun A (1981) Senile dementia-A structural basis for etiologic and therapeutic consideration. In：Perris C, Struwe G, Jansson B, editors. Biological Psychiatry. Elsevier / North-Holland Biomedical Press, Amsterdam, pp951-956.
31. 1982 Reversible dementia	Delaney P (1982) Dementia：the search for treatable causes. South Med J, 75：707-709.
32. 1982 NbM in AD	Whitehouse PJ, Price DL, Struble RG, et al (1982) Alzheimer's disease and senile dementia：loss of neurons in the basal forebrain. Science, 215：1237-1239.
33. 1983 Treatable dementia	Cummings JL (1983) Treatable dementias. Adv Neurol, 38：165-183.
34. 1984 Amyloid in AD and DSD	Glenner GG and Wong CW (1984) Alzheimer's disease：initial report of the purification and characterization of a novel cerebrovascular amyloid protein. Biochem Biophys Res Commun, 120：885-890.
35. 1985 Tau protein	Brion JP, Passareiro E, Nunez J, et al (1985) Mise en evidence immunologique de la proteine tau au niveau des lesions de degenerescence neurofibrillaire de la maladie d'Alzheimer. Arch Biol (Brux), 95：229-235.
	Grundke-Iqbal I, Iqbal K, Quinlan M, et al (1986) Microtubule-associated protein tau. A component of Alzheimer paired helical filaments. J Biol Chem, 261：6084-6089.

注意：▨はより重要と思われる論文．
(The Swedish Council on Technology Assessment in Health Care) (2008) Dementia-Etiology and Epidemiology-Systematic Review-Volume 1. SBU・Statens beredning för medicinsk utvärdering, Stockholm, pp137-138 を元に著者作成)

表86 歴史的に重要と思われる出来事（続き）

歴史的な出来事	文献
36. 1985 Vascular degenerative overlap	Kalaria RN and Ince P eds. (2000) Vascular Factors in Alzheimer's Disease. Ann NY Acad Sci, New York.
	Brun A and Englund E (1986) A white matter disorder in dementia of the Alzheimer type：a pathoanatomical study. Ann Neurol, 19：253-262. Englund E and Brun A (1985) A white matter disorder：common in dementia of the Alzheimer's type. J Clin Exp Neuropsychol, 7：168-169.
37. 1986 Age associated memory impairment	Crook T, Bartus RT, Ferris SH, et al (1986) Age-associated memory impairment：proposed diagnostic criteria and measures of clinical change：report of a National Institute of Mental Health workgroup. Dev Neuropsychol, 2：261-276.
38. 1986 Cholinergic treatment	Davies P and Maloney AJ (1976) Selective loss of central cholinergic neurons in Alzheimer's disease. Lancet, 2：1403.
	Englund E, Brun A (1981) Senile dementia-A structural basis for etiologic and therapeutic consideration. In：Perris C, Struwe G, Jansson B, editors. Biological Psychiatry. Elsevier / North-Holland Biomedical Press, Amsterdam, pp951-956.
39. 1987 Ubiquitin in NFT and plaque	Perry G, Friedman R, Shaw G, et al (1987) Ubiquitin is detected in neurofibrillary tangles and senile plaque neurites of Alzheimer disease brains. Proc Natl Acad Sci U S A, 84：3033-3036.
40. 1987 Leukoaraiosis	Hachinski VC, Potter P, Merskey H (1987) Leuko-araiosis. Arch Neurol, 44：21-23.
41. 1987 APP characterization, mutations, markers	Tanzi RE, St George-Hyslop PH, Haines JL, et al (1987) The genetic defect in familial Alzheimer's disease is not tightly linked to the amyloid beta-protein gene. Nature, 329：156-157.
	Goldgaber D, Lerman MI, McBride OW, et al (1987) Characterization and chromosomal localization of a cDNA encoding brain amyloid of Alzheimer's disease. Science, 235：877-880.
42. 1988 Strategic infarct dementia	Brun A, Gustafson L (1988) Zerebrovaskuläre Erkrankungen. In：Kisker KP, Lander A, Meyer J-E, eds. Psychiatrie der Gegenwart, band 6. Organische Pscychosen. Springer, Berlin, pp253-294.
43. 1991 Dementia with Lewy bodies	Burns A, Jacoby R and Levy R (1991) Neurological signs in Alzheimer's disease. Age Ageing, 20：45-51.
	Knesevich JW, Toro FR, Morris JC, et al (1985) Aphasia, family history, and the longitudinal course of senile dementia of the Alzheimer type. Psychiatry Res, 14：255-263.
44. 1992 Semantic dementia	Brun A (1985) The structural development of Alzheimer's disease. Dan Med Bull, 32 (Suppl 1)：25-27.
45. 1992 Amyloid cascade hypothesis	Hardy JA, Higgins GA (1992) Alzheimer's disease：the amyloid cascade hypothesis. Science 256：184-185.
46. 1992 Swedish mutation	Mullan M, Crawford F, Axelman K, et al (1992) A pathogenic mutation for probable Alzheimer's disease in the APP gene at the N-terminus of beta-amyloid. Nat Genet, 1：345-347.

注意：☐はより重要と思われる論文．
(The Swedish Council on Technology Assessment in Health Care) (2008) Dementia-Etiology and Epidemiology-Systematic Review-Volume 1. SBU・Statens beredning för medicinsk utvärdering, Stockholm, pp137-138 を元に著者作成）

表86 歴史的に重要と思われる出来事（続き）

歴史的な出来事	文献
47. 1993 Apolipoprotein E	Strittmatter WJ, Saunders AM, Schmechel D, et al（1993）Apolipoprotein E：high-avidity binding to beta-amyloid and increased frequency of type 4 allele in late onset familial Alzheimer disease. Proc Natl Acad Sci USA, 90：1977-1981.
48. 1994 Frontotemporal dementia	Brun A, Englund E, Gustafson L, et al（1994）Clinical and neuropathological criteria for frontotemporal dementia. The Lund and Manchester Groups. J Neurol Neurosurg Psychiatry, 57：416-418.
49. 1996 CADASIL	Joutel A, Corpechot C, Ducros A, et al（1996）Notch3 mutations in CADASIL, a hereditary adult-onset condition causing stroke and dementia. Nature, 383：707-710.
50. 1998 Frontotemporal lobar degeneration	Neary D, Snowden JS, Gustafson L, et al（1998）Frontotemporal lobar degeneration：a consensus on clinical diagnostic criteria. Neurology, 51：1546-1554.
51. 1999 Mild Cognitive Impairment（MCI）	Petersen RC（2000）Mild cognitive impairment or questionable dementia? Arch Neurol, 57：643-644.

注意：▨はより重要と思われる論文．
(The Swedish Council on Technology Assessment in Health Care)（2008）Dementia-Etiology and Epidemiology-Systematic Review-Volume 1. SBU・Statens beredning för medicinsk utvärdering, Stockholm, pp137-138 を元に著者作成)

文 献

4 - I〜IV治療

1) Anton K, Petersen D, Pierri JN, et al（2005）The Influence of Chronic Exposure to Antipsychotic Medications on Brain Size before and after Tissue Fixation：A Comparison of Haloperidol and Olanzapine in Macaque Monkeys. Neuropsychopharmacology, 30：1649-1661.

2) 若年痴呆研究班編（2000）若年期の脳機能障害介護マニュアル．ワールドプランニング, p51, 東京．

3) 宮永和夫（2008）前頭側頭型認知症の介護. Cognition and Dementia, 7：159-167.

4) 宮永和夫（2007）若年認知症の臨床．新興医学出版, 東京．

5) 宮永和夫（2009）タウオパチーの治療と介護. Clinical Neuroscience, 27（3）：335-340.

5 ピック病とその仲間たち—臨床の風景

I ピック病の臨床と病理の報告（1918年～1935年）

東京都立松沢病院130周年記念事業選集内に、渡邊が「Pick氏限局性大脳萎縮症の臨床と解剖」と題し、昭和11年（1936）に報告した論文がある[55]。ここに、それまで報告されたピック病の臨床と病理をまとめた表があったため、できるだけ内容を損なわずに提示した（一部改変あり）。28例の内容をみると、発症年齢は29歳から73歳の範囲で、細胞腫脹19例、嗜銀球を有するものは14例だった。なお、年齢が高い2例（M.A.P.とB.H.）には嗜銀球とともに老人斑もみられているが、これはピック病とアルツハイマー型認知症の合併例を意味するのだろうか。また、通常萎縮しないといわれるT1に病変をもつ症例Fall 2（Altman, 1923）があることも興味深い[4]。

表1 ピック病の臨床と病理

症例（報告者，発表年）[44]	性	発症年齢	経過年数	萎縮部位	皮質下変化	細胞腫脹	嗜銀球	遺伝関係	発作	備考
J.P.（Richter, 1918）	女	42	7	F, P, T, I		＋	（－）		－	
C.B.（Gans, 1923）	女	56	5	F		（－）	（－）	母認知症		
Fall 1（Altman, 1923）[4]	女	65	3	F, T, P	視丘	＋＋	＋＋	－	＋	
Fall 2（Altman, 1923）[4]	男	50	5	T		±	＋	－	－	T1も萎縮
Bradt（Sterz, Onari, Spatz, 1926）[52]	女	53	12	T	尾状核，淡蒼球	－	－	－	＋＋	
Mühlich（Sterz, Onari, Spatz, 1926）[52]	女	61	6	T		＋	＋	姪精神病	（－）	
Ruge（Sterz, Onari, Spatz, 1926）[52]	女	58	3.5	F, I		＋	＋		＋	
Jantzel（Schneider, 1927）[47]	女	47	3	F		＋	（－）	（－）		
Greppmager（Schneider, 1927）[47]	女	59	10<	T					（－）	
M.A.P.（Kufs, 1927）[30]	女	68	6	F, T, P, I	間脳やや扁平	＋＋	＋	妹ピック病？		老人斑あり 反応性炎症
Bär（Braunmuhl, 1928）[11]	男	50	6	F, T, P, I	尾状核，視丘	＋	（±）	家族に精神病	（－）	
Hasgrimmer（Braunmühl, 1928）[11]	女	58	6	F, T, I		±	－	不詳	（－）	
Moser（Schneider, 1929）[48]	男	55	13	T		－	－	－	＋	
Naumann（Schneider, 1929）[48]	女	46	2	F, I	淡蒼球，黒質，橋，網様体	＋				
Heinrich（Grünthal, 1930）[22]	男	42	2.75	F,（T）,（I）	視丘，黒質，外膝状体	（－）	（－）	兄弟ともにピック病		
Josef（Grünthal, 1930）[22]	男	45	5.5	F,（T）, I	同上と尾状核，淡蒼球	－	－			

（次ページへ続く）

表1 ピック病の臨床と病理（続き）

症例（報告者，発表年）[44]	性	発症年齢	経過年数	萎縮部位	皮質下変化	細胞腫脹	嗜銀球	遺伝関係	発作	備考
M.K.（M.Lua, 1930）	男	48	3	F, T, I	歯状核	(+)	−	母けいれん		反応性炎症
Louise（Stief, 1930）	女	70	5	F, T	黒質，延髄	++	++	−		萎縮右に強い
Johanna（Liebers, 1931）	女	59	3.25	F, T, P			−	−		
B.H.（Austregesilo, 1933）	女	70	3	F		?	+	(−)		老人斑あり，萎縮右に強い．
Anton（Korbsch, 1933）	男	39	4	F, (T), P	線条体，淡蒼球	+	−	妹ハンチントン舞踏病		
K.（Schmitz u. A Meyer, 1933）	女	52	4	F, T, P	被殻，黒質，尾状核，淡蒼球，視丘	++	±	妹2人ともにピック病の疑	+	
R.L.（Lemke 1934）[32]	男	50	5	F, T	線条体	+	++	−	+	
Westen（Braunmühl u. Leonhard, 1934）[12]	女	29	3	F	線条体，淡蒼球，黒質	+	+	姉妹ともにピック病．		
Schall（Braunmühl u. Leonhard, 1934）[12]	女	31	4	F, T, P	線条体，淡蒼球，黒質	+	+	兄精神薄弱，母精神病	+	
宮崎（渡邊，1934）[55]	女	73	3	T, I	線条体	−	−	−	+	
霜田（渡邊，1934）[55]	女	45	(3)	F, T, P, I	尾状核，灰白結節	++	++	−	−	
金田（渡邊，古川，1935）	女	57	5	F, T, I		++	++	−	−	

F：前頭葉，T：側頭葉，P：下頭頂小葉，I：島葉，発作：弛緩発作（Erschlaffungsanfall），括弧をつけたものは，やや不明瞭または軽度のもの．
（渡邊道雄（1936）精神経誌，40：197[55] より引用）

II 前頭前野の障害でみられる症状群

1. 前頭葉と関連する回路

前頭葉に関連する回路は5つ知られているが，その中で前頭側頭型認知症（FTD）に関係する3つの回路を示した（図1）．

2. 背外側部の障害

1）部位

背外側前頭前野（dorsolateral prefrontal cortex：DLPFC）は，前頭極近傍（BA10，BA11）およびブローカ野の一部（BA44）を除いた前頭葉外側面（BA8，BA9，BA45，BA46）をいう．

2）症状

（1）注意（集中，持続と選択性および分配性）の障害

物事に集中できない，または，内的表象に対する注意を維持することができない．自己や周囲の環境に無頓着となり，アパシー（欲動と関心の欠如）と間違えられることもある．なお，8野では，注視の異常によって生じる視空間性の無視（半側空間無視）がみられる．

（2）保続傾向，固執傾向

いったん誘発された反応や知覚が不適切に繰り返されることをいう．構え（セット）の転換障害ともいわれる．

（3）実行機能障害症候群／実行機能の障害（executive dysfunction）

種々の認知や記憶機能の統合・制御機能の障害を意味する．時間的統合の障害，作動記憶の低下

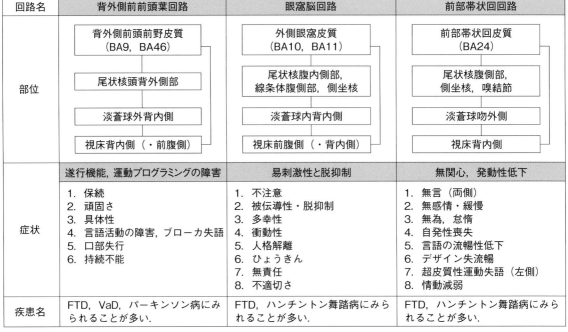

回路名	背外側前頭葉回路	眼窩脳回路	前部帯状回回路
部位	背外側前頭前野皮質（BA9, BA46） 尾状核頭背外側部 淡蒼球外背内側 視床背内側（・前腹側）	外側眼窩皮質（BA10, BA11） 尾状核腹内側部，線条体腹側部，側坐核 淡蒼球内背内側 視床前腹側（・背内側）	前部帯状回皮質（BA24） 尾状核腹側部，側坐核，嗅結節 淡蒼球吻外側 視床背内側
	遂行機能，運動プログラミングの障害	易刺激性と脱抑制	無関心，発動性低下
症状	1. 保続 2. 頑固さ 3. 具体性 4. 言語活動の障害，ブローカ失語 5. 口部失行 6. 持続不能	1. 不注意 2. 被伝導性・脱抑制 3. 多幸性 4. 衝動性 5. 人格解離 6. ひょうきん 7. 無責任 8. 不適切さ	1. 無言（両側） 2. 無感情・緩慢 3. 無為，怠惰 4. 自発性喪失 5. 言語の流暢性低下 6. デザイン失流暢 7. 超皮質性運動失語（左側） 8. 情動減弱
疾患名	FTD, VaD, パーキンソン病にみられることが多い.	FTD, ハンチントン舞踏病にみられることが多い.	FTD, ハンチントン舞踏病にみられることが多い.

図1　障害の内容とそれに関係する回路
(Cummings JL (1993) Arch Neurol 50 (8)：873-880 [15] より一部改変して引用)

として認められる．具体的には，物事を整理し順序よく実行する，正確に判断する，計画をたてる，時間を配分する，先を見通すなどの概念形成能力が低下する．すなわち，順序立てて，かつまとまった形で，行動を開始・維持・変換・中止ができない（目標達成のための企画・遂行能力，計画性，判断力，問題解決能力などの低下）．

(4) 前頭力動性失語，発語の流暢性低下

左半球の障害に多くみられる．なお簡単な単語の音韻構造の弁別は，ブローカー領域（BA44, BA45）に関連する．音の調子の弁別，メロディーの記憶は，右外側前頭葉に，動詞想起課題は，前部帯状回領域にそれぞれ関連する．

(5) うつ症状

左半球の障害に多くみられる．自発性低下（発動性，発話），無関心，周囲に対する関心や興味を失う（セックスに対する興味を失うことも含む），自信の喪失，学習能力の低下，不耐性（我慢できない）などの症状としてみられる．

3. 眼窩部の障害

1) 部位（図2）

前頭眼窩皮質（前頭眼窩野 orbitofrontal cortex：OFC）とは，BA10, BA11, BA12, (BA47)

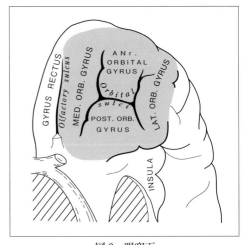

図2　眼窩面
(ウィキペディア（英語版），Orbital gyri より引用)

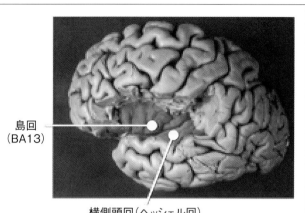

図3 島回（島／島葉：BA13）
（地球資源論研究室ホームページ
home.hiroshima-u.ac.jp/er/Etc_NS.html より引用）

をいう．この部の障害により，辺縁系の活動の調整，統合に障害が生じる．なお，BA13の島回は眼窩回には含まれないが，痛みの体験や喜怒哀楽や不快感，恐怖などの基礎的な感情の体験に重要な役割を持ち，眼窩部と深く関係するといわれている（図3）．

2）症状

(1) 外的刺激や内的体験の抑制能力の障害（伝導性，衝動性，脱抑制，他人の物真似，使用行動，保続を含む）

①抑制力の低下，衝動的行動＝衝動を抑えられない．性急，考えずに行動する，爆発的，攻撃的行為，怒りっぽい，また，自己制御ができず，それが適切でないことを意識しているものの，反社会的行動に走ってしまう．抑制のきかない，無神経な，場面に不適切な行動や，不適切な言動（わいせつな発言や行為，悪ふざけ，軽薄な行為，窃盗，過食）などもみられる．

②無茶な判断・行動＝意思決定をする際，不利益な結果を恐れず，高いリスク（結果として大成功か大失敗につながる）を冒す，これは辺縁系と連絡が途絶えることに関与し，単なる脱抑制，衝動的な行為の結果ではないといわれる．

③転導性＝選択的注意の障害，すぐ気が散って本来の行動が中断する．

④被刺激性の亢進＝模倣行為．環境依存症候群ともいう．

(2) 多動

動機事態の少なさにもかかわらず，過剰に反応する，落ちつきがない，焦燥感として捉えられる．時に，好訴性，パラノイア的構えもみられる．

(3) 道徳的判断の低下（本能の脱抑制，道徳的自制の欠如）

①思いやりの欠如＝周囲に対する思いやり，配慮が欠ける．つまり相手の気持ちを読む力，同情心，感情の移入などが損なわれている．

②対人関係の問題＝感情や衝動統制，対人関係の調整ができないことに原因があり，背外側の障害でみられるような記憶力，注意力，作業記憶などの認知機能には明らかな異常はない．知能検査も正常である．

③パーソナリティ障害と誤診＝時としてその行動が突発的な事件に発展し，犯罪に結びつくことがある．また人格が崩壊し反社会的人格者の示す行動がみられ，パーソナリティ障害と誤診されることもある．

(4) 多幸

場にそぐわない感情や気分の障害には，多幸症以外にも，児戯的爽快ないし小児症（モリア：moria）や上機嫌で多弁，ふざけやダジャレがみられるふざけ症（witzelsucht）がある．

島皮質前部は，視床の内側腹側核基部（VMb）

への入力と，扁桃体の中心核への入力・出力があり，嗅覚，味覚，内臓自律神経系，辺縁系に関係するといわれている．島皮質後部は，二次感覚野への入力・出力がある．視床の下後腹側核と内側腹側核への入力があり，聴覚，体性感覚，骨格運動に関係するといわれている．

4．内側部と前部帯状回の障害

1）部位

この部に関係するのは，前部帯状回（BA24, BA32, BA33）とともに，前頭前野背外側領域で述べた部位の内側面（BA10, BA9, BA8）と眼窩部で述べた部位の内側面（BA11, BA12）であり，この領域の機能のバランスが崩れることによってさまざまな症状がみられる．

2）症状

(1) 注意障害

自分の状況について無自覚である．

(2) 身体的運動性

時に6野（BA6）を巻き込む．四肢や眼球の運動，発語の開始や遂行に困難をきたす．いわゆる，発語低下，運動量低下がみられる．

(3) 前部帯状回の障害

①発動性の欠如，アパシー（意欲低下），寡動や無動がある．カタレプシー，運動注意，運動準備セットへの抑制性制御（24野は運動抑制の中心）障害がみられる．

②帯状回と補助運動野の連絡が絶たれる（両側帯状回の障害）と発動性の低下，周囲に対する無関心，興味の喪失など，いわゆる abulic syndrome がみられる．何ごともやる気がなくなり（意欲低下），発話量は減り，寡動となる．表情も乏しくなる（無関心，無感動）．その結果，企画・遂行の障害がみられる．障害が広範な場合は無言無動症となる．なお，片側の帯状回の障害でも運動無視がみられることがあるが，これは片側性の abulia（無為）と解釈できる．

③前部帯状回と視床との連絡が絶たれる場合も無関心状態になる．

III 記憶障害

1．作動記憶 [1, 6]

1）部位

Baddeleyらによる作動記憶の意味するところは，図4，図5のように心的作業を行うスペースとしての中央実行系（制御系）と一時保存とリハーサルを行う音韻ループと視覚・空間的スケッチパッドに分けられる[8]．中央実行系はBA9/46に位置し，一時的に蓄えた情報の操作，加工，判断や理解（実際的には計算，理論，推論などの心的作業）に関与し，音韻ループはBA44, BA6, BA40に位置し，言語・音声的な情報を蓄える（内言による反復活動などを通じて）．視覚・空間的スケッチパッドはBA45/47, BA8に位置し，物体や空間の情報を蓄える（視覚的イメージの反復活動などを通じて）．

なお，短期記憶の維持のためには，維持リハーサルが，記銘（長期記憶の定着）のためには，精緻化リハーサルが必要になる．最近は，エピソード・バッファーなる容量限定の一時貯蔵システムが追加され，中央実行系とは「意識的気づき」を通じてアクセス，コントロールされるといわれる．さらに，中央実行系の役割が「注意管理システム」という一つの役割から，「注意の焦点化」，「焦点の切り替え」，「同時作業への注意の分割」に細分化されつつある．

一説では，中央実行系は2ヵ所で，前頭前野背外側領域が注意制御に，もう一つの前部帯状回がモニタリングや抑制機構に関係するともいわれている．作動記憶（ワーキングメモリー）内の短期貯蔵庫は，前頭前野と頭頂葉のニューロン間での反響回路を使って情報を操作可能な状態でアクティブに保持しているといわれる．

2）伝達物質

作動記憶は，前頭前野のドパミン（DA）放出促進（D1）と，セロトニン（5HT2）受容体とD2受容体47およびグルタミン酸受容体（NMDA）

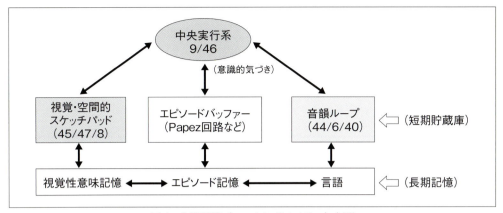

図4 作動記憶（ワーキングメモリー）仮説
(Baddeley A (2000) Trends Cogn Sci 4：417-423 [8]) より一部改変して引用）

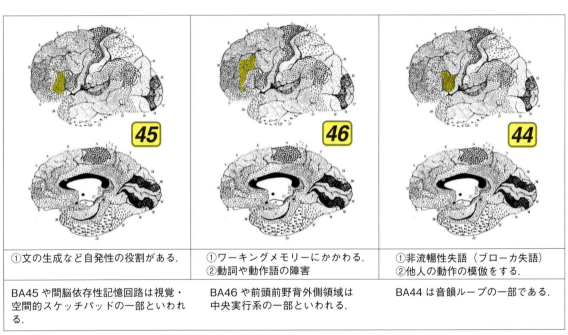

図5 作動記憶（ワーキングメモリー）に関係する部位
（図はウィキペディア：ブロードマンの脳地図, 2015. 2. 21 より引用）

の遮断が関連するといわれている．セロトニン（5HT2）受容体は前頭葉においてドーパミン（D1）受容体の作用を抑制し，不必要な前頭葉部位の興奮を抑え前頭葉の混雑を緩和し，ワーキングメモリー機能を含むその他の秩序ある前頭葉機能の活性化を促進する．また，グルタミン酸神経細胞系の変化（過剰も減少も）は，前頭葉へのドーパミン伝達過少を誘発し，結果として皮質下におけるドーパミン過剰を副次的に生み出す[35]．

なお作動記憶についてはトレーニングにより改善することもあり，その場合はドーパミン（D1）受容体の密度が増加するといわれる．

2. 記憶に関連する神経回路 [49]

1）海馬

海馬は，記憶と学習にとって必要不可欠な脳内器官で，エピソード記憶の作成と想起，情報の時系列統合と文脈の作成・想起に関係する．ただし，意味記憶は，海馬には依存しないといわれる（図6）．

なお，記憶は海馬のみならず海馬周辺の側頭葉皮質にも大きく依存している．海馬の選択的な障害では，エピソード記憶の回想が障害されるが，海馬周囲領域の障害では，既視感の想起が障害される．

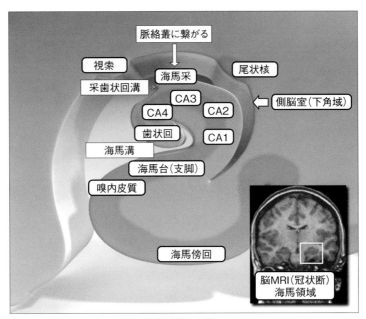

図6 海馬の構造

海馬体とは海馬采，海馬，アンモン角（CA1～CA4），歯状回，海馬台（支脚）までをいう．海馬体に続き，BA34（嗅内皮質），BA35（嗅周囲皮質 in 海馬傍回），BA36（海馬傍回）がある．右下図はMRI画像の海馬の位置を示す．

2）パペッツ（Papez，ペーペスともいう）回路 [41]

パペッツ回路は，エピソード記憶・回想性想起・空間記憶に関与する．その中で，新規性の記憶や学習は，「嗅周囲皮質－嗅内皮質外側部－海馬前部」の経路が，回想性想起には，「海馬傍回－嗅内皮質内側部－海馬後部」の経路が関与するといわれる．また，ワーキングメモリーとの関係では，この回路がエピソード記憶を統合して一時的に保持するエピソード・バッファーの一部になっている可能性が大きい．この回路は，スミ色のアミで囲まれたところである（図7）．

＜説明＞

①回路内のヴィック・ダジール束は，乳頭体視床路のことである．

②CA1野は，CA3，対側海馬CA1，嗅内皮質，海馬支脚に出力し，中隔核から弱い入力，扁桃体と視床正中結合核から強い入力がある．

③CA2野の海馬内投射は，CA3a錐体細胞と類似し，CA1に出力する．CA2の海馬外への出力は，CA3回路と共通と言われる．

④CA3野は，同側海馬内（CA3，CA2，CA1野），対側の海馬，中隔核に出力する．入力は，内側中隔核，ブローカ対角束核，青斑核からみられる．

⑤苔状繊維とシェファー繊維の伝達物質はグルタ

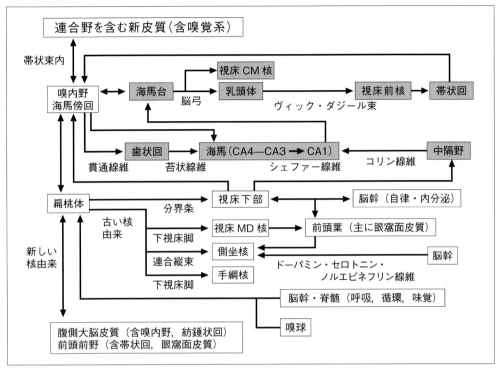

図7 海馬に関係する神経回路
(川村光毅, 小野勝彦 (1987) Clinical Neuroscience, 5：136[26]) より転載)

ミン酸である．
⑥貫通繊維の主たる伝達物質はグルタミン酸だが，外側貫通繊維はエンケファリン，内側貫通繊維はコレシストキニン（CCK）も含む．

3) 間脳依存性記憶回路

この回路は，「嗅周囲皮質から下視床脚を経由して視床背内側核に至り，帯状回を介して嗅周囲皮質に戻る」回路で，視覚認識・意味記憶・既視感の想起に関与するといわれている．

また，ワーキングメモリーとの関係では，この回路が視覚情報を一時的に保持する視覚・空間的スケッチパッドの一部になっている，という説もある．

4) 長期記憶

長期記憶から想起した過去の事象は，海馬でなく，前頭前野外側部と頭頂葉が関係するワーキングメモリーで処理されている可能性が大きいようである．また，長期記憶は蛋白合成を必要とするが，短期記憶は蛋白合成を必要としない．なお，記憶の種類によって，主に働く皮質部位に差がある．

5) 視覚性記憶

視覚性記憶は，前頭前野眼窩面14野と海馬台を連絡する神経回路と，前頭前野内側面25野と海馬台を連絡する神経回路が報告されている．前頭前野外側面46野と8野は，嗅内野（28野）の一部並びに前海馬台の尾側部と双方向結合する．なお，この前海馬台は膨大部後皮質（retrosplenial cortexs）の一部でもある．

6) 言語性記憶 [37, 50]

(1) 側頭葉と記憶の関係

両側の側頭葉内側部の損傷によって全般的な記憶障害が生じ（患者HMの報告），左側頭葉前部損傷によって言語性記憶障害が生じるといわれている．通常，言語優位半球は左半球であるため，言語性記憶障害は言語優位半球と同側の左側頭葉

前部の切除によって生じると考えられる.

(2) 右半球が言語優位半球である場合

右側頭葉前部損傷では,言語性記憶障害が生じる場合とそうでない場合があり,左側頭葉前部損傷では言語性記憶障害が生じない可能性が考えられる.ただし,両半球が言語を司っている場合には,右側頭葉前部が切除されると言語性記憶障害が生じる可能性が考えられる.

Ⅳ 注意障害

注意という言葉は,覚醒水準から随意的,意識的な目的を持った行動のレベルまで含まれる.①覚醒の障害は脳幹網様体の障害により生じ,注意の深度,持続性,範囲に障害が認められる.また,②行動レベルの障害は汎性視床投射系の障害により生じ,注意の選択性,集中性,安定性に障害が認められる.さらに,③前頭葉の局所損傷による注意障害は,行動の選択性の障害,④前頭葉背外側面が障害された場合は常同的ないし保続的行動,⑤前頭葉眼窩面が障害された場合は衝動的行動として表れる.通常,注意障害は以下の4つに分類される.

1.注意の容量の減少(持続・維持性の低下)

約束を忘れたり,電話の内容を忘れるなどの,注意の困難さや集中力が持続しないことである.

2.選択的注意の障害(集中・選択性)

注意の維持・持続の障害と関連が深く,注意を移動させられず(転導性低下,固執),または一つの対象への集中ができないこと(転導性亢進:distractibility)が含まれる.選択的注意の責任

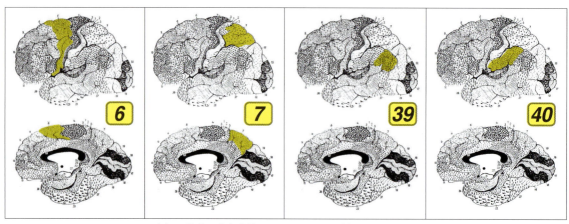

図8 注意の方向定位ネットワークに関係する脳の部位
(図はウィキペディア:ブロードマンの脳地図,2015.2.21より引用)

表2 選択的注意の障害に関する部位

①頭頂葉後方領域(体性感覚野:BA7,角回:BA39,縁上回:BA40):注意の解放の障害(病巣側から対側への移動の障害)が生じる. ②前頭前野外側(眼野:BA6):運動プログラムの調整(探索表象)をする. ③上丘:注意の移動に関係する. ④帯状回:空間の感覚・運動表象に対する意義付けに関係する.発動性の制御をする. ⑤視床枕:補足過程の障害,増強作用がある.
①左下部後頭葉(部分的レベルの刺激に関係) ③側頭・頭頂葉(注意の制御に関係) ②右舌状回 (全体的レベルの刺激に関係)

(宮永和夫(2007)若年認知症の臨床,新興医学出版社,東京[38].より引用)

部位は，図8および表2（下部後頭葉，舌状回はBA（Brodman erea）の区別されず，共にBA18とBA19に含まれる）に示す．

3. 分割・分配性注意の障害

2つ以上の課題に対して，同時に注意を分配することができないことである．注意資源の配分の制御障害を生じる部位は，図9および表3に示す．

4. 弁別的注意の障害

時間的優先順位や組織化の障害，自動的行為系列（洗面や更衣の仕方など）が喪失することである．遂行機能障害に分類されたりすることもある．

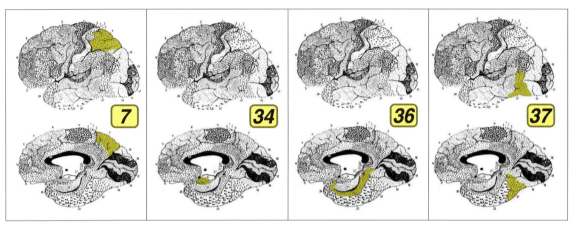

図9　分割・分配性注意に関係する部位
（図はウィキペディア：ブロードマンの脳地図，2015.2.21 より引用）

表3　分割・分配性注意の部位

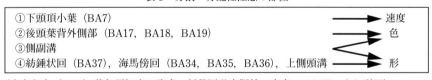

（宮永和夫（2007）若年認知症の臨床，新興医学出版社，東京，p102[38]．より引用）

V. 情動障害 [3, 5, 18, 27, 43, 46]

うつ状態は，側頭葉の病変が，躁状態は，前頭葉眼窩部が関係するという説がある．FTLDにみられるうつ状態の症状の頻度は表4に示した．ただし，アルツハイマー病より頻度は少ないといわれている．

1. アパシーとうつ状態の鑑別

1）うつ状態と意欲低下の相違点 [29]

うつ病とは，①感情（不安・焦燥感，うつ気分），②欲動（興味や関心の低下・喪失，行動制止），③思考（思考力・集中力の低下）など，広範囲な障害を示す疾患群である．なお，うつ状態とは，うつ病とほぼ同じ意味で使われるようである．一方，意欲低下とか無気力とか無感動と訳されるアパシーとは，一般的には欲動の障害の一種である．感動や興味を示すべき環境に対して無関心，無感動，無興味，無表情の症状を示すことであり，自発性に欠け，寡動であり，感情や情動反応が鈍麻している状態をいう．なお，興味と注意の喪失は，社会心理的要素に敏感で，注意に依存する他の前頭前野認知機能の低下に関係するといわれる．

表4 気分障害について

神経精神病学的徴候(みられる頻度)	具体的な症状	病巣部位	有効と思われる薬物
気分障害	①抑うつ気分(40%),②不眠(30%),③食欲低下(25%),④自責(10%),⑤焦燥感(80%),⑥不活発・anergia(75%),⑦社会的引きこもり(70%),⑧精神運動抑制(35%),⑨自殺念慮(20%).	tvFTD*は45%に対し,fvFTD*は7%,語義失語は44%にみられることから,側頭葉病変が関係するか.	・抗うつ薬・リチウム ・抗不安薬 ※抗コリン作用が強い薬剤は記憶障害を起こす.
	多幸は35%にみられる.	前頭葉眼窩部が関係	脳代謝賦活剤

＊tvFTD：temporal varient of FTD, fvFTD：frontal varient of FTD.
(Mendez MF, et al (2008) J Neuropsychiatry Cl in Neurosci, 20：130-149 [36]) より引用)

2) 障害される部位 [2, 9, 10, 15]

アパシーの原因病巣は前頭前野凸面,内側部(前部帯状回：24, 32)および側頭葉前方部に限局するといわれる.

一方,うつ病(うつ状態)の原因病巣は,諸説はあるものの,前頭葉の極部(左側＞右側)が中心で,他に辺縁系(扁桃体・海馬),基底核や脳幹部(縫線核)など広範囲が関係するとされる.

もっとも,うつ病の症状はアパシー(意欲低下)を含むため,前頭前野や前部帯状回も巻き込むことは言うまでもない.ペブローらは「皮質ー線条体ー淡蒼球ー視床ー皮質回路(CSPTC)」を情動回路と報告しているが,カミングはより詳しく前頭葉と皮質下領域を結ぶ5通りの回路を報告している.その中でアパシーに関連する回路は図1(p120参照)に示したように両側の回路(背外側前前頭葉回路と前部帯状回回路)であり,他方,真ん中の回路(眼窩脳回路)は,脱抑制や躁症状に関係するといわれる.これらの回路はいずれもFTDなど前頭葉機能障害を呈する疾患において,早期より障害を認めると報告されている [15].

感情面の障害が目立たなくなり,意欲低下などアパシーの症状が中心になるのは,これら前頭葉と皮質下領域を結ぶ2つの回路の障害が強まることや,これらの回路が他の症状の発現を押さえるものと考えられる.

2. 疾患による相違 [16]

1) 疾患の種類

一般に認知症はうつ状態ないしアパシーで発症するが,疾患により違いが認められる.すなわち,アパシーからの発症が多いものは,皮質性認知症に属するアルツハイマー型認知症(AD)やFTDで,うつ状態からの発症の多いものは,皮質下性認知症に属するハンチントン舞踏病やパーキンソン病である(表5).

しかし,ウイルソン病は皮質下性認知症だが,アパシーが多く,さらに皮質性・皮質下性認知症の両者が混在する血管性認知症,高次脳機能障害や正常圧水頭症では,アパシーが多いといわれている.この結果をみると,うつ状態かアパシーかの区別は,皮質性認知症か皮質下性認知症かではないようである.

2) 病期 [39, 53]

うつ状態がみられるのは認知症の時期が関係するとされる.すなわち,抑うつ気分,罪業妄想,希死念慮などの感情障害,いわゆるうつ状態がみられるのは軽度認知症やMCI(軽度認知障害)に多く,一方,興味減退や思考・集中力低下など,いわゆるアパシーは中等度から重度認知症に多くみられるといわれる.血管性認知症に関する報告では,認知症に先行してみられるうつ症状は睡眠障害とうつ気分だが,認知症が進行するとうつ気分は目立たなくなり代わりにアパシーや心気傾向

表5 認知症疾患にみられるうつ状態とアパシーの頻度[16]

1. 皮質性認知症
A. アルツハイマー病[13] 　気配りができていた人が急に粗野な態度を取ったり些細なことで感情を爆発させることがある．通常は，性格の尖鋭化がみられる．ただし，対人接触は良好なことが多い．アパシーが多く，時にうつ状態がみられる（5〜15％）．博野らは，アパシー78.8％，うつ40.4％としている．
B. 前頭側頭型認知症（無欲型）の症状 　無気力，自発性・意欲の低下が中心症状．アパシーは70％にみられるとの報告もある．他に，無頓着，融通性なく保続的行為もみられる．無欲型の原因病巣は前部帯状回または前頭葉穹窿面（背外側面：8，9，10，46野）である．
2. 皮質下性認知症
A. ハンチントン舞踏病 　うつ状態が中心症状である（全体の1/3）．時に躁状もある．記憶障害とともに前頭葉症状がみられる．
B. 進行性核上麻痺 　アパシーやうつ状態を伴う人格障害が中心症状である．忘れっぽさ，緩徐な精神機能の低下を伴う．
C. パーキンソン病 　行動開始の困難さ，物覚えの悪さ，反応の遅延，語想起・構成障害，概念の抽象化や形成の障害がみられる．うつ症状がみられる（40〜60％）が，反応というより基底核障害の症状である．
D. ウィルソン病 　不活発あるいは緩慢な精神機能で，記憶障害，集中力低下がみられる．アパシーとともに多幸的なことがある
3. 皮質性・皮質下性認知症の混合
A. 血管性認知症[27] 　ビンスワンガー型，多発梗塞型，限局性梗塞型などに分類される．うつの合併は外側前頭前野と基底核の病変が関与するとされる．特に左側による．他方，右側の損傷は内因性うつと区別がつかないという．側頭葉底面から側頭極の代謝の変化に伴い，セロトニン受容体の変化が生じるためにうつ状態となるといわれている．日本では15〜46％（平均25％），欧米ではやや多く，16〜72％（平均34％）といわれる．アルツハイマー病より数倍うつが多い．ただし，ビンスワンガー型や多発梗塞型はうつ状態より，アパシーの頻度が高いといわれる．
B. 高次脳機能障害（脳外傷後遺症）[20] 　太田は発動性減退ー感情鈍麻型が72.5％，Prigatanoらは自発性喪失および無関心を10〜38％とし，アパシーが多い．うつ状態は26％という．
C. 正常圧水頭症 　初期には，注意力低下やアパシーがみられるが，うつ状態はまれである．皮質下認知症が特徴的だが，時に皮質性認知症の症状もみられる．

頻度は老年期の認知症の報告しかみられなかった．なお，記載されている比率はあくまで検索した範囲の報告であり，全体の代表になれるかは不明である．

が認められるようになる．

　以上の点から，認知症にみられるうつ病を論じる場合，うつ状態とアパシーの両症状を含んで考えるべきである．ただし，うつ状態とする場合は，絶望感や悲哀感などの感情障害，自己評価の低下，罪業感，自殺念慮がある場合に限るほうがよいし，自己の認識ができる認知症の初期に限定するほうがよいと思う．

　アパシーについては，初期からみられる場合もあるが，重度になると大多数の例にみられるため，認知症の共通症状としてよいと思われる．もちろん，FTDの一部（脱抑制型）のように，病識がなく，かつ，うつ状態やアパシーをまったく認めずに進行する認知症も存在することは知っておくべきである．

Ⅵ 幻覚・妄想

1. 幻覚・妄想の内容と頻度

前頭側頭葉変性症（FTLD）では，幻覚が5％，妄想が2％にみられるとの報告がある（**表6**）. また，自験例によると，幻覚は行動異常型前頭側頭型認知症（bvFTD）33人中8人（24％）にみられた（**表7**）. その内容は，幻聴4人（12％），幻嗅2人（6％）幻視と幻味はそれぞれ1人（3％）だった. また，初期5人（15％），中期3人（10％）で，進行とともに漸次減少していた. 意味性認知症・語義失語（SD）では，6人中1人（17％）に幻嗅がみられた.

妄想はbvFTD33人中16人（48％）にみられた. その内容は，被害妄想8人（24％），物取られ妄想と嫉妬妄想がそれぞれ4人（12％）だった. また，初期11人（35％），中期7人（22％）と進行とともに漸次減少していた. 語義失語（SD）では，6人中5人（99％）にみられた. 妄想の内容は，被害妄想3人（50％）物取られ妄想2人（33％），嫉妬妄想1人（17％）だった.

2. 障害の部位

前頭側頭型認知症では，幻覚はfvFTDだけで，tvFTDには認められないと報告されていたが，自験例では，語義失語にも幻覚が1人にみられた. なお，幻覚の障害部位については，幻聴は側頭葉，幻視は後頭葉に原因病巣があるといわれている.

表6 前頭側頭葉変性症にみられる精神症状の頻度

神経精神病学的徴候（みられる頻度）	具体的な症状	病巣部位	有効と思われる薬物
精神症状	①幻覚 5％ ②妄想 2％	幻覚はfvFTD*だけ. tvFTD**には認められないという.	抗精神病薬
不安，焦燥感ないし攻撃性	①不安感 45％. fvFTDがtvFTDより多い. ②焦燥感ないし攻撃は42％にみられる.	焦燥感・攻撃性の原因領域は右側側頭葉というものと，左側側頭葉というものがいる.	抗不安薬 抗うつ薬 漢方薬

* fvFTD：frontal varient of FTD, ** tvFTD：temporal varient of FTD.
(Mendez MF, et al（2008）J Neuropsychiatry Cl in Neurosci, 20：130-149[36]より引用)

表7 自験例にみられた幻覚・妄想の内容と頻度

症状	bvFTD (N=33)			SD (N=6)
	全体	初期	中期以降	
幻聴	4（12％）	9％	7％	0（0％）
幻視	1（3％）	3％	0％	0（0％）
幻嗅	2（6％）	3％	0％	1（17％）
幻味	1（3％）	0％	3％	0（0％）
被害妄想	8（24％）	18％	12％	3（50％）
もの取られ妄想	4（12％）	7％	10％	2（33％）
嫉妬妄想	4（12％）	10％	0％	1（16％）

VII クリューバービューシー症候群 (Klüver-Bucy 症候群)[23, 28, 54]

シカゴ大の心理学者クリューバー（Klüver H）と脳外科医ビューシー（Bucy P）による報告が最初である．彼らは，アカゲザルの両側側頭葉を切除し，①視力の低下はないのに物品の視覚認知ができない（精神盲），②あらゆるものを口に運ぶ（口唇傾向），③個々の視覚刺激にこだわる（変形過多），④怒りや不安に関連したことに無反応（情動行動変化），⑤性行動の量と手段の増加（性行動変化），⑥食餌習慣変化を報告した（Arch Neurol Psychiat, 1940）．

ヒトの側頭葉切除による類似の症状を最初に報告したのは，難治性てんかん発作を呈した19歳の少年の両側側頭葉切除によるもので，Terzian H と Ore GD による[54]．術後にみられた出来事には，①肉親を含めて，誰も認知できない，②彼の回りのすべてのものを自分の所有物にしようとした，③多量に食べるようになった，④失語は認められないにもかかわらず，単純な言葉だけしか話せなかった，⑤診察室の壁にあった性器の図にこだわった，⑥情動的行動がまったくない，⑦短期だけでなく長期記憶も喪失した，などであった．

自験例でも過食が58％，異食も24％にみられ，頻度の高い行動障害といえる（表8）．なお，前頭側頭葉変性症にみられる食行動の変化は80％との報告がある（表9）．

表8　自験例の過食と異食の割合

症状	FTD (N=33) 全体	FTD (N=33) 初期	FTD (N=33) 中期以降	SD (N=6)
過食	19 (58%)	29%	36%	2 (33%)
異食	8 (24%)	3%	15%	0 (0%)

表9　前頭側頭葉変性症にみられる行動障害の頻度

神経精神病学的徴候（みられる頻度）	具体的な症状	病巣部位	有効と思われる薬物
食事ないし食行動の変化 (80%)	①口唇傾向 ②大食，無差別に食べること ③食物嗜好の変化（甘い食物，アルコール・タバコ・飲料水の過度摂取，異食）	・甘いものを好む傾向は BA 12／47 野，腹側前部帯状回，下前頭回，尾状核頭部／腹側線状体（側坐核や嗅結節），島皮質前部が関係． ・過食症は BA 11 野が関係．	抗うつ薬 (SSRIs) ※環境調整がもっとも有効

(Mendez MF, et al (2008) J Neuropsychiatry Clin Neurosci 20：130-149[36] より引用)

VIII 病識の欠如 (loss of insight)

病識（自己認識）の欠如は，脳機能の障害が重度の場合に多く，この病識欠如による「高望み」の言動はいろいろなトラブルを起こすため，障害者本人に対して，本人自身についての種々の情報提供や，カウンセリングを通じての障害受容の促進を図るとともに，家族を含めた全体の指導を行い，早期から本人に対して病識を獲得させる周囲の働きかけが必要である（表10）．数井らは病態失認（unawareness）の部位を右側前頭葉の障害としている．

1. 自意識ないし自己の認知

自己の表象化は前頭前野腹内側部（B11, B12）で，自己の行動のモニタリングは，前部帯状回（B32, B33）で，貯蔵された表象との照合や統合は後部帯状回（B23, B31）で，また，以上の情報を統合的に評価する部位は前頭前野背外側領域（B46）にあるといわれる（図10）.

表10 病識の欠如

神経精神病学的徴候（みられる頻度）	具体的な症状	病巣部位	有効と思われる薬物
病識欠如(58.5%)	①症状の否定，②精神機能の低下で生じる社会・職業・財政面の結果に無頓着	右側前頭葉※病識は知的機能に依存する.	コリンエステラーゼ阻害薬

（Mendez MF, et al（2008）J Neuropsychiatry Clin Neurosci, 20：130-149 [36]のデータより引用）

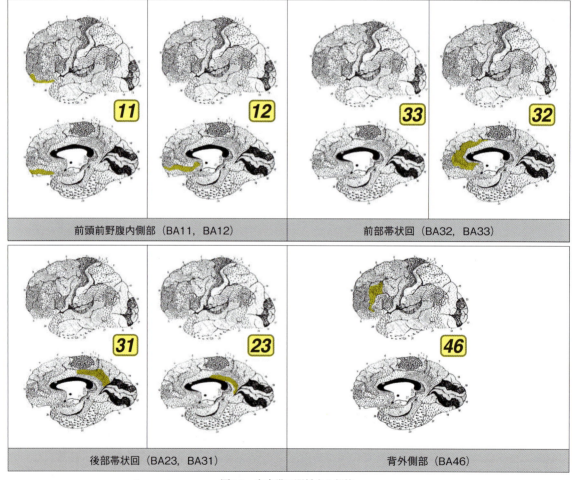

図10 自意識に関係する部位
（ウィキペディア：ブロードマンの脳地図，2015.2.21より引用改変）

2. ミラー細胞と他者細胞について [14, 24, 45]

ミラー細胞は，下前頭葉と上頭頂葉に存在し，情動的な意味や意図・志向性を判断する機能を持つといわれている．下前頭回（ブローカ野〔言語領域〕に近い下前頭皮質）と上頭頂葉が，被験者が実際に行動する時と他者の行動を観察する時の両方で活動を示すことから，この領域にミラー細胞が存在し，ヒトにおけるミラーニューロンシステムを形作っていると考えられる．

ミラー細胞は，他者の行動を理解するためだけでなく，自分が彼らの行動に対してどう反応すべきかを判断するための行動分析もしており，しかも2つの分析を同時に行っているのではないかと推察されている．ただ，この神経細胞だけでは自分と他者の動作を区別することができないのではないかと言われていたが，最近になり，Yoshidaらは，前頭葉の内側領域の神経細胞で自分の動作と他者の動作を区別する他者細胞という特別な細胞を発見し報告している[57]．

3. 疾病の意識（気づき，自覚，関知：awareness）の障害 [7]

1）狭義の病態失認（anosognosia）
片麻痺の否認とともに，半側空間無視，発動性低下の症状を示すものをいう．

2）広義の病態失認（anosognosia）
以下の3群に分けられる．

（1）身体パラフレニア（somatoparaphrenia）
麻痺肢に対する妄想や作話の症状を示すもの．

（2）半側身体失認（hemiasomatognosia）
半身の無視，忘却，喪失感，変形感の症状を示すもの．

（3）その他の失認
①麻痺に対する無関心（anosodiaphoria）
②身体無視（personal neglect）

3）アントン症候群（Anton-Babinski syndrome）
視覚や聴覚についての否認を指す．見当識障害，記憶障害，作話，健忘失語，感情障害を伴うことがある．

4. 病態失認（unawareness）の分類
（数井裕光，他：老年精神医学雑誌，12（8）：890-896, 2001）

1）記憶障害に対する病態失認
正の相関には，認知症の重症度（MMSE, CDRなど），遅延再生，了解，線画の呼称，妄想，無為が，負の相関には，うつ，不安症状が含まれるが，年齢，発症年齢，教育年数，罹病期間，性差は相関がないといわれている．

2）ADL に対する病態失認
正の相関には，前頭葉機能が含まれる．

3）行動障害に対する病態失認
正の相関には，躁症状，病的笑いが含まれる．

4）病態失認と関連する部位（SPECT による）
病態失認と関係する部位については，右前頭葉外側面（Reed BR, et al (1993) J Clin Exp Neuropsychol, 15：231-244），右前頭葉外側面と眼窩面（Starkstein SE, et al (1995) Arch Neurol, 52 (4)：415-420），右半球（Derouesné C, et al (1999) Int J Geriatr Psychiatry, 14 (12)：1019-1030）とする報告がある．

5. 多幸

散発的ないし周期的に起こる焦燥感で，諧謔症（強迫症や浅薄で子供じみた気分を伴う）や転導性，多動が随伴する状態をいう．本能的欲動の解放・病的な賦活（摂食，性的欲動，習慣的・道徳的制約の解放）でもあるようである．自らの行動の影響を判断する能力の喪失が原因とされている．

前頭葉眼窩部の障害で生じる．Babinski (1914) も，右半球障害例ではしばしば病態失認，多幸，無関心といった症状を示すことを記載している[7]．

6. 紡錘形神経細胞（図11）

前帯状回（anterior cingulate cortex：ACC），島，前頭前野背外側部（Dorsolateral prefrontal cortex）には紡錘形神経細胞と呼ばれる神経細胞が

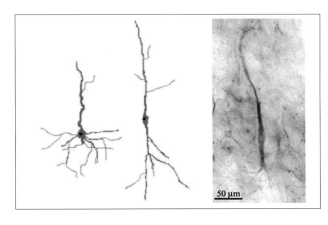

図11 左図は紡錘形神経細胞（Spindle neuron）
　　　右図は錐体細胞（左）と紡錘形神経細胞（右）
（Wikipedia：the free encyclopedia の Spindle neuron の項目より引用）

存在する．この細胞は，高等類人猿特有の共感や自己認識的な感情などの認知−情動処理に関与すると考えられる神経細胞といわれている．

IX 部位による分類

脳の部位による認知症の分類は，カミング（Jeffrey L Cummings）らによる皮質性認知症と皮質下性認知症の区分が最初である[17]．この区分は，皮質の障害の特徴が巣症状であるのに対比して，皮質下の障害の特徴はスピードの低下として区別される．次に，皮質性認知症は，前頭葉，側頭葉（外側）の障害を首座とする前皮質性認知症と，頭頂葉，後頭葉および側頭葉（内側）の障害を首座とする後皮質性認知症に区分される（表11）．ただし，血管性認知症の場合は，障害される部位により，皮質性認知症，皮質下性認知症，辺縁性認知症，白質性認知症のいずれにもなるため，別の区分とした．

表11 認知症の部位による分類

認知症（血管性認知症を除く）の区分			血管性認知症の区分
皮質性認知症	前皮質性認知症	・行動異常型前頭側頭型認知症（bvFTD） ・頭部外傷の一部 ・アルコール性認知症	・血管性認知症（皮質・皮質下にまたがる多発病変：梗塞・出血） ・脳腫瘍
	後皮質性認知症	・アルツハイマー型認知症（AD） ・レビー小体型認知症（DLB） ・ヤコブ病（CJD）	
皮質下性認知症	・パーキンソン病 ・ハンチントン舞踏病 ・進行性核上性麻痺（PSP） ・歯状核赤核淡蒼球ルイ体萎縮症（DRPLA） ・脊髄小脳変性症 ・ウィルソン病 ・一酸化炭素中毒 ・水頭症 ・中毒および代謝性脳症		
辺縁性認知症	・ウェルニッケ・コルサコフ症候群 ・単純ヘルペス脳炎 ・嗜銀顆粒性認知症（AGD） ・神経原線維変化性認知症（NFT-D）		・血管性認知症（限局病変型梗塞性認知症）
白質性認知症	・白質変性症 ・頭部外傷の一部		・血管性認知症（ビンスワンガー型）

1. 前皮質性認知症（前方型認知症）

前皮質性認知症には，前頭側頭型認知症，頭部外傷（高次脳機能障害）の一部，アルコール性認知症などの疾患が含まれる．前皮質性認知症の障害部位は個体発生学的には，大脳髄鞘形成が最終的に完成される前頭葉と側頭葉の終末領域（terminal Gebiet）にみられるが，その意味づけは不明である．なお，脂質症に属するGargoylismや黒内障白痴（amaurotic idiocy），また類瘢痕脳型肝脳疾患の大脳白質病変も類似した障害の分布を示すとの報告がある[51]．

2. その他の認知症

後皮質性認知症には，アルツハイマー型認知症，レビー小体型認知症，ヤコブ病などの疾患が含まれる．皮質下性認知症には，パーキンソン病，進行性核上性麻痺（PSP），脊髄小脳変性症，ハンチントン舞踏病，DRPLA，ウィルソン病，一酸化炭素中毒，水頭症，中毒および代謝性脳症などの疾患が含まれる．辺縁性認知症には，ウェルニッケ・コルサコフ症候群，単純ヘルペス脳炎，嗜銀顆粒性認知症（AGD），神経原線維変化性認知症（NFT-G）などの疾患が含まれる．白質性認知症には白質変性症や，頭部外傷の一部が含まれる．

X ピック病の病期分類／症状分類

ピック病を含めたFTLDの臨床診断基準で，現在使用されなくなったものを，参考としてまとめた．

1. Schneider CによるPick病の病期分類（1929年）[48]

1) 第1期
自制消失，衝動的行為，戸外徘徊，児戯性，家事不能，無分別，背徳行為（窃盗，虚言），感情不安定，刺激性，記憶不良，注意散漫，注意持続性欠乏，認識不良

2) 第2期
高等な精神作用の障害・衰微，自発性と衝動の欠乏
（前頭葉）：健忘性失語，反響言語，
（側頭葉）：時には言語錯倒，滞続言語

3) 第3期
精神荒廃，無言，不潔，拘縮，やせ

2. Von Braunmuhl A & Leonhard Kによるピック病の分類（1934年）[12]

1) 第1期
衝動性不安，自制力消失（窃盗），統合失調症に類似した症状

2) 第2期
感情鈍麻，特殊な精神衰退症状，高等精神作用の衰微

3) 第3期
精神荒廃，無言，原始的反射運動，拘縮，やせ

3. Armando Ferranoによるピック病の分類（1959年）[21]

1) 第1期
ゆっくり進行する認知症の初期，注意障害，迷い，軽い記憶欠損，日常行動の変化，活動ペースの低下，無関心，無運動傾向，食事・着衣・睡眠障害

2) 第2期
前頭葉眼窩面，側頭葉，側頭葉頭頂葉病変に関連した症状が付け加わる．

(1) 前頭葉症状
無欲，失見当，迷い，談話や行為や思考を嫌うこと，抽象的思考・表現の障害

(2) 失語症状
健忘失語，超皮質性運動性または感覚性失語，失書症，失読症，原始運動性言語（反響言語，同語反復，爆発的語間代）

(3) 無論理
超皮質性運動性または感覚性失語・失認症・失象徴・運動性または企図性失行症などと認知症の合併（重要な連合領野の傷害）．錐体外路性のも

のを主とする神経症状

3) 第3期

精神荒廃，高度の無欲，植物的存在，原始反射，常同的運動，拘縮，屈曲性対麻痺

4. Cummings & Benson によるピック病の分類（1986年）[16]

Cummings らの分類は以下の表のようにまとめてみた（表12）．

表12　ピック病の分類

	第Ⅰ期 （発症から1〜3年）	第Ⅱ期 （発症から3〜6年）	第Ⅲ期 （発症から6〜12年）
人格	関心の喪失 （脱抑制，自発性低下）	無配慮，非協力となる．	無配慮，非協力となる．
判断力	障害される．	低下する．	高度に障害される．
実行能力	計画及び抽象思考の低下	低下する．	低下する．
記憶	比較的保たれる．	比較的保たれる．	低下する．
視空間見当識	正常	比較的保たれる．	低下する．
言語	正常あるいは失名辞（健忘失語）・迂回操作	常同言語，言語理解不良，失語	緘黙あるいは意味不明の言葉となる．
計算力	比較的保たれる．	障害される．	障害される．
運動系	正常	比較的正常	錐体外路症状，錐体路症状が表れる．
脳波	正常	基礎律動徐波化	全般性徐波あるいは前頭・側頭の徐波化
CT/MRI	正常	局所性萎縮	局所性萎縮が進む．
SPECT/PET	正常	両側前頭葉の低代謝あるいは低血流	両側前頭葉の低代謝あるいは低血流が進む．
Klüver-Bucy症候群	部分的に顕在化	部分的に顕在化	部分的に顕在化

（CummingsJL, 他著, 長谷川和夫 監訳（1986）痴呆. 情報開発研究所, 東京[16] より一部改変して引用）

5. 黒田重利によるピック病の分類（1997年）[31]

1) 初期

A. 欲動の脱抑制（自己中心，無遠慮，周囲への迷惑行為，非常識な反社会的な言動）や自発性減退（仕事や家事が出来にくくなる，ひきこもる）を中心とした人格変化
B. 失語（自発語減少，健忘失語，語義失語）で始まることもある．
C. Klüver-Bucy症候群で始まることもある．
D. 記憶，見当識，計算力は保たれる．
E. 神経学的異常はない．
F. 病識は早期に消失

G. 恐怖や強迫で始まることもある．

2) 中期

A. 行動面の繰り返しや常同
B. 思考怠惰が明らかになる．
C. 無配慮，無視，非協力で接触性が悪い．
D. 言語理解が悪く，自発性は減少
E. 滞続言語や同語反復，反響言語をみる．
F. 仕事はせず，自宅で無為に過ごす．
G. 記憶力は比較的保たれる．

3) 末期

A. 無意味に徘徊．
B. 洗顔，入浴など身辺の清潔は自分でできない．
C. 拘縮，原始反射，錐体路／錐体外路症状を認める．

6. ニアリーDらのFTDの診断的特徴 [40]

表13 ニアリーらによる前頭側頭型認知症（FTD）の診断的特徴

Ⅰ．中核的な診断上の特徴（必須）
A．潜在的な発症と緩徐な進行（＝最低6ヵ月以上．場合によっては数年かけて顕在化することもある）
B．対人関係上の行為（interpersonal conduct）が早期から障害（＝礼儀作法・上品さに欠ける行為，盗食，窃盗や性行動などの反社会的行動や犯罪など）
C．自己の行動を調節すること（regulation of personal conduct）が早期から障害（＝受け身・不活発な状態だったり，徘徊などの過活動がある，また会話・歌・笑い・性欲・攻撃性の過度な増加，など日常的な行動が量的にずれている）
D．早期からの感情鈍麻（emotional blunting）（＝無関心，冷情，無表情，疎通性や共感のなさなどがみられる）
E．早期からの病識欠如（＝症状の否定，精神機能の低下で生じる社会・職業・財政面の結果に無頓着）
Ⅱ．支持的な診断上の特徴
A．行動障害
1．自分の保整や身なりの障害（＝体臭，着衣にシミがみられたり，派手な化粧，不適切な着こなしなどがみられる）
2．精神の硬化と柔軟性の低下（＝自己中心的，他者の視点に立てない，決まり切ったことに固着，新しい状況に適応できない）
3．注意転導性の亢進（＝無関係な刺激に注意が向く）と，行為の維持・持続が困難（＝すぐ飽きるなどして，常時指示しないと仕事を完成できないなど）
4．口唇傾向，食物嗜好の変化（＝過食，むちゃぐい，アルコール・タバコ・飲料水の過度摂取，異食などがみられる）
5．保続行動ないし常同行動（＝手をこする・拍手・鼻歌・数を数えるなどの単純な行動と，同じ経路を徘徊・収集癖・着衣やトイレ時に儀式的行動をとるなどの複雑な行動がある）
6．利用行動（＝眼前に置かれた道具を強迫的に使用する：櫛があれば，髪を梳かす，複数のめがねを手の上に置くと，全部をかけようとする，食べ物があると際限なく食べる，電気のスイッチをつけたり消したりする，空のコップから繰り返し飲もうとする）
B．発語ないし言語
1．発語量の変化
a．自発語の減少と発語の簡略化（＝会話を促さないと始めなかったり，話しても短いフレーズや常同的な言葉に留まる．質問にも，短い言葉で返答したり，「知らない」とのみ答える）
b．発語の促迫（＝相手が話していても途中で遮ったり，一方的に会話をつづける）
2．常同言語（＝自発的にも，また質問に答える場合にも，会話の途中で，「単一の語や句，患者が作ったまとまった話題」を繰り返すこと）
3．反響言語（＝他人が言った言葉の一部や全体を繰り返すこと）
4．保続（＝一度話した語や句が，次の話の中で再び繰り返されること．例えば，物品名をテストした時，時計を見せて「時計」と答えた後，ハサミを見せても「時計」と答えるような場合を言う）
5．緘黙・無言（＝発語がなかったり，発語に際し音が出ていないこと．ただし，反響言語や「残語」などの自動的な言語が残ることはある）
C．理学的徴候
1．原始反射（＝把握，吸い付き，口とがらし反射のうち，1つ以上存在する）
2．失禁（＝尿・便の排泄に関心がないために起こるもので，麻痺などのためではない）
3．寡動，固縮，振戦（＝これらのパーキンソン症状は末期にみられやすい）
4．低血圧かつ不安定な血圧
D．検査所見
1．神経心理　前頭葉検査（ウィスコンシン・カード・ソーティング・テスト：WCST，ストループテスト：Stroop Color Word Conflict Test），Trail Making Test：TMT など）の明らかな障害あり．しかし，重度の記憶障害，失語，視空間障害はない．
2．脳波所見　臨床的に認知症が明らかになっても正常範囲
3．画像所見（形態ないし／または機能検査）　前頭葉あるいは側頭葉前方，ないしその両方に異常所見が認められることが多い．

（次ページへ続く）

表13 ニアリーらによる前頭側頭型認知症（FTD）の診断的特徴（続き）

Ⅲ．FTLDに共通する支持的診断特徴
A．65歳以前の発症，親兄弟に同症の家族歴
B．球麻痺，筋力低下と萎縮，筋線維束攣縮，保続的傾向と常同行動

この基準が，現在使用されている基準の基になっている．FTDは，性格変化と社会的な行動の障害が発症から疾患の経過を通して優位なこと，および知覚，空間的能力，行為，記憶といった道具的認知機能が正常か，比較的良好に保たれることを特徴と挙げている（**表13**）．なお，括弧内（＝　　　）は，筆者がニアリーらの論文内の症状を元にまとめて記載したもので，原文にはこれらの内容は含まれていない．
（Neary D, et al（1998）Neurology, 51：1546-1554 [40]）より，一部改変して引用）

7. McKhann GMらによる前頭側頭型認知症（FTD）の臨床診断基準

表14　McKhann GMらのFTD臨床診断基準

1. いずれかによって示される行為または認知の障害
a．早期からみられ，かつ進行性の人格変化
この人格変化は，行為を制御することができないことがその特徴であり，しばしば不適切な反応や行動となって現れる．
b．早期からみられ，かつ進行性の言語面での変化
言語面での変化は，言語表現の障害，あるいは重篤な呼称障害と語義の障害，がその特徴である．
2. 1aまたは1bに示された障害によって，社会的あるいは職業的な機能にも明らかな障害が引き起こされており，病前の機能レベルと比較しても明らかに低下している．
3. 経過は，緩徐な発症と持続的な増悪によって特徴づけられる．
4. 1aまたは1bに示された障害は，他の神経疾患（例：脳血管障害）や全身疾患（例：甲状腺機能低下症），あるいは薬物によって引き起こされたものではない．
5. 障害は，せん妄の経過中にのみ出現するものではない．
6. 障害は，精神疾患（例：うつ病）によって説明することはできない．

（McKhann GM, et al（2001）Arch Neurol, 58：1803-1809 [34]）より引用）

8. ピック病のスクリーニングテスト（宮永私案：2006年）[19, 25, 38, 43, 56]

確定診断は専門医がするものであり，この検査は一般医やその他の職種のための一応の目安と考える（**表15**）．なお，このテストでは，年齢が40歳〜79歳の範囲で，10項目中3個以上にチェックされた場合にピック病を疑う．また，これらの症状は初期から中期までの症状である．通常，末期には記憶障害がみられるため，10項目の症状は当てはまらなくなるためである．なお，10歳台から30歳台の範囲については，類似した症状が知的障害，発達障害（自閉症），過食症，統合失調症，うつ病，パーソナリティ障害などの疾患にみられることが多いため，対象を40歳以降に限定した．もちろん，40歳以前でもピック病を発症するため，適用する場合は慎重にすべきであると考える．

表15 ピック病（前頭側頭型認知症）のスクリーニングテスト

☐ 1. 状況に適さない行動をする（① and / or ②）
①場所や状況に不適切と思われる悪ふざけや配慮を欠いた行動をする． ②周囲の人に対して無遠慮な行為や身勝手な行為をする．
☐ 2. 意欲減退がある
①引きこもり（閉じこもり），何もしない（不活発）などの状態が持続し，改善しない．なお，思い当たる原因は特になく，また本人に葛藤はみられない．
☐ 3. 無関心である（① and / or ②）
①自己の衛生や整容に無関心となり，不潔になる． ②周囲の出来事にも興味を示さず，無関心である．
☐ 4. 逸脱行為（脱抑制）がある
①万引きなどの軽犯罪を犯す．しかし，自分が行った違法行為の意味を理解できず，反省したり説明することができない．また，同じ内容の違法行為を繰り返す場合が多い．
☐ 5. 時刻表的行動
①日常生活のいろいろな行為（散歩，食事や入浴など）を，時刻表のように毎日決まった時間に行う．この際，止めたり，待たせたりすると怒る．
☐ 6. 食物に拘りや過食がみられる（① and / or ②）
①毎日同じ食物（特に甘いもの）しか食べない． ②制限なく食べる．
☐ 7. 常同言語（滞続言語），反響言語がみられる（① and / or ②）
①同じ言葉を際限なく繰り返す． ②他人が言った言葉をオウム返しする．なお，他人が制止しても一時的にしか止まらない．
☐ 8. 嗜好が変化する（① and / or ②）
①食物の嗜好が大きく変わる（薄味だったのが，突然甘味・酸味・塩分・油を好むなど）． ②アルコールやタバコなどは，以前の量を超えて毎日大量摂取するようになる．
☐ 9. 発語障害（寡言，無言）ないし意味障害がある（① and / or ②）
①無口になったり，語彙の数が少なくなる． ②「ハサミ」や「めがね」などの品物を見せて尋ねても，言葉の意味や使い方がわからなくなる．
☐ 10. 初期の記憶や見当識は保持される（① and / or ② and / or ③）
①初期には，最近の身の回りの出来事などに対する記憶は保たれる． ②日時も間違えない． ③外出しても道に迷わない．

（若年認知症家族会編（2006）若年認知症 本人・家族が紡ぐ7つの物語．中央法規出版，東京，p133[25]より一部改変して引用）

9. PSPの診断基準

PSPの診断基準について，原文を載せました．

表16 NINDS-SPSP診断基準（原文）

Clinical Criteria for the Diagnosis of Progressive Supranuclear Palsy
National Institute for Neurological Disorders and Society for PSP (NINDS-SPSP)

PSP	Mandatory Inclusion Criteria	Mandatory Exclusion Criteria	Supportive Criteria
Possible	・Gradually progressive disorder ・Onset at age 40 or later ・Either vertical (upward or downward gaze) supranuclear palsy[a] or both slowing of vertical saccades and prominent postural instability with tendency to fall[b] in the first year of disease onset ・No evidence of other diseases that could explain the foregoing features, as indicated by mandatory exclusion criteria	・Recent history of encephalitis ・Alien limb syndrome, cortical sensory deficits, focal frontal or temporoparietal atrophy ・Hallucinations or delusions unrelated to dopaminergic therapy ・Cortical dementia of Alzheimer's type (severe amnesia and aphasia or agnosia, according to NINCDS-ADRA criteria) ・Prominent, early cerebellar symptoms or prominent, early unexplained dysautonomia (marked hypotension and urinary disturbances)	・Symmetric akinesia or rigidity, proximal more than distal ・Abnormal neck posture, especially retrocollis ・Poor or absent response of parkinsonism to levodopa therapy ・Early dysphagia and dysarthria ・Early onset of cognitive impairment including at least two of the following: apathy, impairment in abstract thought, decreased verbal fluency, utilization or imitation behavior, or frontal release signs
Probable	・Gradually progressive disorder ・Onset at age 40 or later ・Vertical (upward or downward gaze) supranuclear palsy[a] and prominent postural instability with tendency to fall[b] in the first year of disease onset ・No evidence of other diseases that could explain the foregoing features, as indicated by mandatory exclusion criteria	・Severe asymmetric parkinsonian signs (i.e. bradykinesia) ・Neuroradiologic evidence of relevant structural abnormality (i.e. basal ganglia or brainstem infarcts, lobar atrophy) ・Whipple's disease, confirmed by polymerase chain reaction, if indicated	
Definite[c]	・Clinically probable or possible PSP and histopathologic evidence of typical PSP		

(Litvan I, et al (1996) Neurology 47 (1): 1-9[33] にもとづいて Parkinson Society Central and Northern Ontario がまとめたものから引用)

文 献

5-Ⅰ〜Ⅹ 治療ピック病とその仲間たち —臨床の風景—

1) Aimone JB, Wiles J and Gage FH (2006) Potential role for adult neurogenesis in the encoding of time in new memories. Nat Neurosci, 9 (6)：723-727.

2) Alexopoulos GS, Kiosses DN, Klimstra S, et al (2002) Clinicalpresentation of the Depression-Executive Dysfunction syndrome of late life. Am J Gen Psychiatr, 10：98-106.

3) Alsen V and Eckman F (1961) Depressive symptoms in the 2d half of life. Arch Psychiatr Nervenkr Z Gesamte Neurol Psychiatr, 201：483-501.

4) Altman E (1923) Uber die umschriebene Gehirnatrophie des spateren Alters. Z Ges Neurol Psychiatr (Berl), 83：610-643.

5) Angst J (1995) The epidemiology of depressive disorders. Eur Neuropsychopharmacol, 5 Suppl：95-98.

6) Atkinson RC and Schiffrin RM (1968) Human memory：A proposal system and its control processes. In Spence KW, et al. (eds)：The psychology of learning and motivation (Vol.8). Academic Press, London.

7) Babinski J 著, 遠藤正臣訳 (1978) Contribution a l'etude des troubles mentaux dans l'hemiplegie organique cerebrale. 精神医学, 8：913-920.

8) Baddeley A (2000) The episodic buffer；A new component of working memory? Trends Cogn Sci, 4：417-423.

9) Beblo T, Wallesch CW and Herrmann M (1999) The crucial role of frontostriatal circuits for depressive disorders in the postacute tage after stroke. Neuropsychiatry Neuropsychol Behav Neurol, 12 (4)：236-246.

10) Benoit M, koulibaly PM, Migneco O, et al (2002) Brain perfusion in Alzheimer's disease with and without apathy：a SPECT study with statistical parametric mapping analysis. Psychiatry Res, 114 (2)：103-111.

11) Von Braunmuhl A (1928) Zur Histopathologie der umschriebenen Grosshirnrindenatrophie (Picksche Krankheit), Virchows Archiv path Anat, 270：448-486.

12) Von Braunmuhl A and Leonhard K (1934) Uber ein Sxhwesternpaar mit Pickscher Krankheit. Z Ges Neurol Psychiat, 150：209-241.

13) burke WJ, Rubin EH, Morris CJ, et al (1988) Symptoms of "depression" in dementia of Alzheimer type. Alzheimer Dis Assoc Disord, 2 (4)：356-362.

14) Caggiano V, Fogassi L, Rizzolatti G, et al (2009) Mirror Neurons Differentially Encode the Peripersonal and Extrapersonal Space of Monkeys. Science, 324 (5925)：403-406.

15) Cummings JL (1993) Frontal-subcortical circuits and human behavior. Arch Neurol, 50 (8)：873-880.

16) Cummings JL, Benson DF 著, 長谷川和夫監訳 (1986) 痴呆. 情報開発研究所, 東京.

17) Cummings JL and Benson DF：Subcortical dementia. Review of an emerging concept. Arch Neurol, 41 (8)：874-879.

18) Dreyfus Georges L (1907) Die Melancholie ein Zustandsbild des manisch-depressiven Irreseins：eine klinische Studie. G Fischer, Jena.

19) Engelborghs S, Maertens K, Nageis G, et al (2005) Neuropsychiatric symptoms of dementia：cross-sectional analysis from a prospective, longitudinal Belgian study. Int J Geriatr Psychiatry, 20 (11)：1028-1037.

20) Fedoroff JP, Starkstein SE, Forrester AW, et al (1992) Depression in patients with acute traumatic brain injury. Am J Psychiatry, 149 (7)：918-923.

21) Ferraro A and Jervis GA (1936) Pick's disease. Clinicopathologic Study with report of two cases. Arch Neuropsych, 36 (4)：739-767.

22) Grunthal E (1930) Ueber ein Bruderpaar mit Pickschen Krankheit：eine vergleichende Untersuchung zugleich ein Beitrag zur Kenntnis der Verursachung und des Verlaufs der Erkrankung. Ztschr d ges Neurol Psychiat, 129：350-375.

23) 長谷川保 (1960) 側頭葉切除後の精神症状について. 精神経誌, 62：398-431.

24) Iacoboni M, Roger P. Woods, et al (1999) Cortical Mechanisms of Human Imitation, Science, 286：5449.

25) 若年認知症家族会編 (2006) 若年認知症 本人・家族が紡ぐ7つの物語. 中央法規出版, 東京.

26) 川村光毅, 小野勝彦 (1987) 大脳辺縁系の解剖学. Clinical Neuroscience, 5：132-138.

27) 木村真人 (2005) 脳血管障害を伴ううつ病. 日医

大医会誌，1（1）：12-16.
28) Kluver H and Bucy PC (1997) Preliminary analysis of functions of the temporal lobes in monkeys. 1939. J Neuropsychiatry Clin Neurosci, 9：606-620.
29) 小林祥泰（2005）抑うつと無気力（アパシー），老年精神医学雑誌，16（1）：16-23.
30) Kufs H (1927) Beitrag zur Histopathologie der Pickschen umschriebenen Groshirnatrophie. Z ges Neurol Psychiat, 108：786-802.
31) 黒田重利（1995）ピック病．老年精神医学雑誌，6（11）：1341-1346.
32) Lemke R (1934) Ein Beitrag zum Krankheitsbild der Pickschen Atrophie. Arch Psychiat, 101：623-636.
33) Litvan I, Agid Y, Calne D, et al (1996) Clinical research criteria for the diagnosis of progressive supranuclear palsy (Steele-Richardson-Olszewski syndrome)：Report of the NINDS-SPSP international workshop. Neurology, 47（1）：1-9.
34) McKhann GM, Albert MS, Grossman, et al (2001) Clinical and pathological diagnosis of frontotemporal dementia：report of the Work Group on Frontotemporal Dementia and Pick's Disease. Arch Neurol, 58：1803-1809.
35) McNab F, Varrone A, Farde L, et al (2009) Changes in Cortical Dopamine D1 Receptor Binding Associated with Cognitive Training. Science, 323（5915）：800-802.
36) Mendez MF, Lauterbach EC, Sampson SM, et al (2008) An evidence-based review of the psychopathology of frontotemporal dementia：a report of the ANPA Committie on Research. J Neuropsychiatry Clin Neurosci, 20：130-149.
37) Meyer V and Yates AJ (1955) Intellectual changes following temporal lobectomy for psychmotor epilepsy. J Neurol Neurosurg Psychiatry, 18：44-52.
38) 宮永和夫（2007）若年認知症の臨床．新興医学出版社，東京．
39) 中村一朗，佐々木信一，高橋三郎（1997）臨床経過から見た痴呆と抑うつ．老年期痴呆研究会誌，10：41-48.
40) Neary D, Snowden JS, Gustafson L, et al (1998) Frontotemporal lobar degeneration：a consensus on clinical diagnostic criteria. Neurology, 51：1546-1554.
41) Papez JW (1937) A proposed mechanism of emotion. Archives of neurology and psychiatry, 38：725-743.
42) Rascovsky K, Hodges JR, Knopman D, et al (2011) Sensitivity of revised diagnostic criteria for The behavioural variant of frontotemporal dementia. Brain, 134（9）：2456-2477.
43) Reifler BV, Larson E and Hanley R (1982) Coexistence of cognitive impairment and depression in geriatric outpatients. Am J Psychiatry, 139（5）：623-626.
44) Richter H (1918) Eine besondere Art von Stirnhirnschwund mit Verblödung. In Zeitschrift für die gesamte Neurologie und Psychiatrie, Springer Berlin, pp127-160.
45) Rizzolatti G, Fadiga L, Gallese V, et al (1996) Premotor cortex and the recognition of motor actions. Brain Res Cogn Brain Res, 3：131-141.
46) Roth M and Morrissey Jd (1952) Problems in the diagnosis and classification of mental disorders in old age. J Ment, Sci 98：66-88.
47) Schneider C (1927) Uber Picksche Krankheit. Mschr Psychiat Neurol, 65：230-275.
48) Schneider C (1929) Weitere Beitrage zur Lehre von der Pickschen Krankheit. Z ges Neurol Psychiat, 120：340-384.
49) Scoville WB and Milner B (1957) Loss of recent memory after bilateral hippocampal lesions. J Neurol Neurosurg Psychiatry, 20：11-21.
50) 関啓子，石島武一（1992）言語性記憶と非言語性記憶の側頭葉内メカニズム．1992年課題研究実績報告書，東京都神経科学総合研究所，東京．
51) 白木博次（1978）神経病理の存在意義－精神神経疾患群のetiopathogenesisの解明と臨床・病理相関性の確立に対する神経病理学の貢献度を中心に．懸田克躬ら編集：現代精神医学大系第19巻A神経病理学Ⅰ，中山書店，東京，pp3-75.
52) Sterz G (1926) Uber die Picksche Atrophie. Z ges Neurol Psychiat, 101：729-749.
53) 楯林義孝（2007）うつとMCI．朝田隆編著：軽度認知障害．中外医学社，東京，pp244-250.
54) Terzian H and Ore GD (1955) Syndrome of Kluver and Bucy. Reproduced in man by bilateral removal of the temporal lobes. Neurology, 5：373-380.

55) 渡邊道雄（1936）Pick 氏限局性大脳萎縮症（Pick 氏病）ノ臨床ト解剖（第一報告）．精神経誌, 40 (3)：197-226.
56) 山崎達二（1966）Pick 病の臨床病理学的研究—とくに人格変化を中心として—, 68 (7)：891-908.
＜内容＞前頭葉型で寡動，側頭葉型で欲動的脱制止，前頭側頭葉型では時期をずらして両者がみられるといわれている．
57) Yoshida K, Saito N and Iriki A (2011) Representation of Others' Action by Neurons in Monkey Medial Frontal Cortex（サルの前頭葉内側皮質細胞による他者動作の表現）. Current Biology オンライン版, 2011.1.21.
＜解説＞ニホンザルの前頭葉の内側領域の神経細胞が自分の動作と他者の動作を選択的に処理することを明らかにしたものである．

おわりに

　故田邉敬貴先生はFTLDの側頭葉病変，特に語義失語についてまとめられた．私個人としては，語義失語に関しては，故田邉先生が述べたものでほぼ十分言い尽くされたと思っている．しかし，FTLDの前頭葉病変はまだ決着がついていないばかりか大きな問題を含んでいると思っている．その鑑別疾患の範囲についても，認知症疾患にとどまることなく，うつ病，高次脳機能障害，発達障害，人格障害などの精神障害にもおよび，検討すべきたくさんの問題が残っている．

　この冊子は，FTLDの自験例をまとめることから始めたものの，昔のカルテで残っているものは少なく，また，現時点から見返すと中身が足らないことばかりが目立ち，最初から猛省する日々であった．また，関係資料を検索していたところ，池田学先生や横田修先生を初めとするいろいろな先生方の書籍に出会い，わたしのレベルで，何か新しい内容を付け加えられるのだろうかと自問自答することにもなった．

　さらに，温故知新の意味も込めて，ピック病の100年の歴史をたどり，現在との関係性を再考しようとしたところ，多くは松下正明先生がすでに手がけられており，先生の挙げられた資料さえも私には手に入らない状態であった．さらに，運の悪いことに，最近のFTLD分類が神経病理学ないし分子病理学に基づくようになり，臨床のみの私では，口を挟むこともできない状態のようであった．

　今に思えば，田邉先生や松下先生などの業績，そして神経病理学の進歩という大きな山を乗り越えるには，無理・無謀な試みであったと思う．しかし，結果として私はここにピック病について本をまとめた．一言で言うと，私が自分の経験をまとめたというより，私用のメモ帳に近いものかもしれない．ただ，私以上に混乱している後輩やコメディカル，そして患者家族のことを考えると，内容を整理し，わかりやすくまとめることも必要ではと思い直し，開き直った結果がこの冊子である．ただ，些細なところにこだわり，余分な解説や参考図や表を加えた箇所が多いので，さらに混乱を招くことになったかもしれないことが若干心配ではある．

　さて，この冊子は直接・間接的にいろいろな人とのかかわりの中で生まれたと思っている．特に，全国若年認知症家族会・支援者連絡協議会，具体的には，彩星の会の干場功代表，愛都の会の梅原代表，朱雀の会の岡田さん，松井文子さん・澤田さん・植田三喜子さん，若年認知症家族会ぐんまの徳江代表・大沢幸一氏，北海道ひまわりの会木村前代表・平野さんなど．また，私の仕事や研究の関係であるが，今までいろいろな面で交流のあった，サンピエール病院山崎学院長，岸病院高木正勝副院長，群馬県立精神医療センター武井満元院長，群馬県こころの健康センター赤田卓史郎元所長や島村さんなど，そして，ゆきぐに大和病院では米村先生や岡村さんをはじめとする職員の皆さんに，この場を借りて心よりお礼を申し上げたい．また，このような冊子の完成を我慢強く待っていていただいた新興医学出版社の林峰子社長と編集に協力いただいた早川喜代子氏にも感謝したい．

　最後の最後であるが，共著の予定であった故田邉敬貴教授の霊前にこの冊子を捧げたいと思う．多分，こんな内容はとうの昔から私は知っていたとお叱りを受けるかもしれないけれど．

平成28年1月　南魚沼市立ゆきぐに大和病院にて

INDEX

人名索引（和文）

— あ —

新井哲明　8
アルツハイマー A　2
池村義明　18
上村直人　87
エカン H　35
大槻美佳　37, 38
大成潔　4

— か —

カミング JL　134
カールバウム CL　1
川村光毅　125
キアリー H　4
グスタフソン L　5
クリューバー H　131
クレペリン E　1
黒田重利　136
ゲルストマン J　35
小森憲治郎　34

— さ —

シュナイダー C　3
スティール JC　52
スノウデン J　6, 14, 20
スパッツ H　4

— た・な —

高尾昌樹　55
土谷邦秋　94, 95
ニアリー D　5, 137

— は —

バトラー RN　111
パペッツ JW　124
ピック A　2, 18
ビューシー P　131
ヒル A　112
ビンスワンガー O　1
フェイル N　111
ブルン A　5
ベイル AL　1
ベブロー T　128

— ま —

三山吉夫　64, 65
皆川正男　71
宮永和夫　138
モレゾン HG　48

— や —

山田正仁　58
湯浅亮一　64
横田修　95, 96
吉田真理　52

— わ —

渡邊道雄　4, 118

人名索引（欧文）

— A —

Anton K　103
August H　2, 4, 35

— B —

Babinski J　133
Baddeley A　122
Benson DF　76
Boeve BF　50
Von Braunmuhl A　135

— C —

Cummings JL　134, 136

— D —

Diehl J　86

— E —

Eslinger PJ　28

— F —

Ferrano A　135
Fritsch A　3

— G —

Gans A　3
Gibb WRG　49
Gorno-Tempini ML　33, 37, 40, 42
Gustafson L　60, 61

— H —

Hodges JR　94

— J —

Jonathan DR　48
Josephs KA　50, 69

— K —

Kertesz A　50
Knopman DS　14
Kovacs GG　75

— L —

Litvan I　140

— M —

Mackenzie JR　70
McKhann GM　138

Mendez MF 80, 82

― N ―

Neumann MA 71

― P ―

Pick A 2, 18
Pitres A 35

― R ―

Rascovsky K 14, 19
Rebeiz JJ 49
Richardson JC 52

― S ―

Schneider C 3, 135
Stertz G 3

― T ―

Terzian H 131

― Y ―

Yoshida K 133

項目索引（和文）

― あ ―

アセチルコリンエステラーゼ阻害薬 103
アパシー（意欲低下） 82, 119, 122, 127, 128, 129
アミロイドPET 59
アミロイドワクチン 107
アルツハイマー型認知症（AD） 11, 16, 34, 46, 58, 59, 76, 92, 94, 99, 118, 128, 135
アルツハイマー病（AD） 36, 85, 90
α-インターネキシン 69
αセクレターゼ賦活薬 107
アロマテラピー 112

― い ―

意味記憶 10, 124

意味性認知症／語義失語（SD） 3, 5, 6, 33, 34, 39, 40
意欲・興味低下 26
意欲低下（アパシー） 80, 81, 95, 96
意欲低下型 111

― う ―

ウィスコンシンカード分類検査（WCST） 31
ウェクスラー記憶検査（WMS-R） 17
ウェクスラー成人知能検査（WAIS-Ⅲ） 17
うつ状態 127, 129
運動障害 55
運動ニューロン MND 8
運動療法 22, 25, 27, 37, 41, 43, 51, 55, 113

― え ―

エピソード・バッファー 124
エピソード記憶 124

― お ―

音韻性錯語 36, 42
音韻ループ 122
音楽療法 22, 37, 41, 43, 111
温泉療法 25

― か ―

回想法 111
改訂長谷川式認知症スケール（HDS-R） 16
海馬 124, 125
ガランタミン 21, 24, 27, 37, 41, 43, 103, 104
眼窩前頭皮質 29
環境依存症候群 20, 22, 84, 121
喚語困難 36
観念失行 30, 32, 39
漢方薬 21
γセクレターゼ阻害薬 107
γセクレターゼ調節薬 107
緩和医療 99

― き ―

球状グリア封入体を伴う白質タウオパチー 9

― く ―

グリア細胞球状封入体を伴う白質タウオパチー（WMT-GGI） 47, 75
クリューバービューシー症候群 131

― け ―

芸術療法 112
ゲルストマン症候群 32, 35
幻覚・妄想 130
言語訓練 37, 41, 43
言語性記憶 125
現実見当識療法 111
原発性進行性失語（PPA） 33
健忘失語 42, 89

― こ ―

抗うつ薬 24, 27, 41, 43, 54, 97, 102, 104
好塩基性封入体病（BIBD） 12, 46, 47, 69
抗酸化作用 105
抗精神病薬 21, 24, 27, 97, 104
抗てんかん薬 21
行動異常型前頭側頭型認知症（bvFTD） 8, 14, 15, 20, 96
――の診断基準 19
――常同型 26
――脱抑制型 20
――無欲型 23
――臨床類型 20
抗認知症薬 21, 24, 27, 37, 41, 43, 54, 57, 60, 65, 97, 103
後皮質性認知症 134, 135
興奮 52, 64, 108
興奮・易怒 22
語義失語（SD） 39, 96, 104
語減少型進行性失語 33, 34, 42
小坂―芝山病 8, 11, 46, 47, 73
骨Paget病と前頭側頭型認知症を

伴う遺伝性封入体筋炎
　（IBMPFD）　11, 47, 72
　　　　—さ—
再認障害　39
作業活動（アクティビティ）療法
　109, 112
作動記憶（ワーキングメモリー）
　122, 123
　　　　—し—
視覚・空間的スケッチパッド
　122, 125
視覚性記憶　125
嗜銀顆粒性疾患　55
嗜銀顆粒性認知症（AGD）　8, 9,
　11, 46, 47, 55, 56, 135
シグマ1受容体　102
ジストニア　50
失行　32
失認　32
失文法　36
失名辞　36, 39
自発性低下　26
収集癖　83
就労型ケア　110
常同　28
常同型　27, 110, 111
衝動行為　23
常同行動　95
常同症　82
衝動性　121
神経原線維変化型老年期認知症
　9, 58
　　　——の臨床診断　59
神経原線維変化性認知症（NFT-G）
　46, 135
神経原線維変化優位型疾患　55
神経原線維変化優位型認知症　58
神経細胞性中間径フィラメント封
　入体病（NIFID）　12
神経細胞保護作用　103
進行性核上性麻痺（PSP）　8, 9,
　11, 34, 46, 47, 49, 52, 135
　　　——の診断基準　53
進行性失語型の認知症　5

進行性皮質下グリオーシス　12,
　47, 71
進行性非流暢性失語症（PA/PNFA）
　6, 8, 33, 34, 36, 37, 94
　　　　—す—
遂行機能障害　31
　　　　—せ—
線維化抑制剤　101
遷延性うつ病　61
選択的注意（の）障害　121, 126
前頭眼窩皮質　120
前頭前野背外側領域　122, 132
前頭側頭型認知症　5
　　——常同型　5, 6, 14
　　——脱抑制型　5, 6, 14
　　——無欲型　5, 6, 14
前頭側頭葉変性症（FTLD）　5, 6,
　34, 46, 59, 94, 99
前頭葉型認知症　5
前頭葉機能検査（FAB）　16
前頭葉穹窿面　29
前頭葉内側面　30
前頭葉変性症（DLDH）　46, 47,
　60
前皮質性認知症　134, 135
前部帯状回　122
　　　　—た—
大脳皮質基底核変性症（CBD）　8,
　9, 10, 11, 34, 46, 47, 49, 101
　　——の診断基準　49
タウ　58, 73, 75
タウオパチー　36, 62, 95
タウワクチン　101
多幸　65, 121, 133
脱抑制　121
脱抑制型　21, 22, 111
ターミナルケア　109
　　　　—ち—
地誌的障害　32
中央実行系（制御系）　122
長期記憶　125

　　　　—て—
伝導失語　42
　　　　—と—
動物介在療法　112
時計描画テスト（CDT）　17
ドネペジル　21, 24, 27, 37, 41,
　43, 91, 102, 103, 104
ドパミン作動薬　105
　　　　—に—
ニアリーらの診断基準　6, 14
日常生活活動（動作）療法　109,
　112
ニューロフィラメント封入体病
　（NIFID）　47, 69
認知機能改善作用　104
認知行動療法　22, 112
認知症の行動・心理症状（BPSD）
　16
認知症を伴う多系統タウオパチー
　（MSTD）　9, 47, 75
認知リハビリテーション　37, 41,
　43, 51, 55, 57, 111
ニーマンピック病（C型）　9
　　　　—の—
脳循環改善薬　24, 41, 43, 104
脳代謝賦活薬　41, 43, 104
脳由来神経栄養因子　102, 106
　　　　—は—
徘徊　28, 52, 64, 83
背外側前頭前皮質　29
背外側前頭前野　119
白質性認知症　134
ハチドリサイン　54
発語失行／失構音　36
パペッツ回路　124
バリデーション療法　111
バルプロ酸　100
汎性視床投射系の障害　126
半側空間無視　32
パーキンソン症状　8

— ひ —
非アルツハイマー型前頭葉変性症 5
光療法 25, 113
皮質下性認知症 128, 134, 135
皮質性認知症 128, 134
微小管安定剤（Microtubules Stabilizing Agents） 101
ピック（嗜銀）球 4, 6, 94, 95
ピック細胞 4, 6
ピック病 2, 9, 36, 71, 94, 95, 101, 118, 138
非定型 FTLD-U 47, 70
非定型抗精神病薬 57
非定型精神病薬 43
病識（の）欠如 131, 132
病態失認 133
非流暢性発語 36

— ふ —
不安・焦燥 26
ブロードマン領域 29
分割・分配性注意 127
　　——の障害 127

— へ —
βセクレターゼ阻害薬 107
辺縁性認知症 134, 135
ベンダー・ゲシュタルト・テスト（Bender Gestalt Test） 17
ベントン視覚記銘検査（BVRT） 17

— ほ —
紡錘形神経細胞 133
暴力 22
補完代替物質 106
ポリフェノール 101, 105

— ま —
万引き（shoplifting） 28, 86

— み —
ミオクローヌス 51
ミラー細胞 133

— む —
無動・筋強剛 50
無欲型 24

— め —
メチレンブルー 101
メマンチン 21, 24, 27, 37, 41, 43, 104

— も —
妄想 28

— ゆ —
湯浅-三山病 46, 47, 64
ユビキチン 10, 60, 62, 95

— り —
リチャードソン症候群（PSP-RS） 53
立方体模写 17
リバスタッチ・エクセロン 21
リバスチグミン 24, 27, 37, 41, 43, 103, 104
リハビリテーション 22, 25
リン酸化酵素 100

— る —
ルーチン化療法 110

— れ —
レビー小体型認知症（DLB） 11, 46, 95, 135
レビー小体病 85

— ろ —
ローランド裂 33

— わ —
ワーキングメモリー 31, 122, 124

項目索引（欧文）

— A —
AD 95
aFTLD-U 12, 70
AGD 57
ALS 10, 102
ALS/MND 65

— B —
BDNF 102, 106
behavioral pathology in Alzheimer's disease（BEHAVE-AD） 16
BIBD 69, 70
BPSD 54, 55, 57, 64, 72, 104, 108
bvFTD 14, 61, 75

— C —
C9ORF72 11, 48, 67
C9ORF72 変異遺伝子を伴う FTLD 47, 68
CBD 10, 36, 51
CHMP 72
CHMP2B 12, 67

— D —
DLDH 12
DM3 74

— F —
Fahr 病 73
FTD-MND 14
FTD-UPS 12
FTDP-17 47, 62, 63, 64
FTDP-17（MAPT） 8, 46
FTDP-17（PGRN 遺伝子変異） 10, 46
FTDP-3 46, 47, 72
FTLD 95
　-IF 12
　-TDP 10
　-U 4, 66
　——の年齢別頻度 14
　——の頻度 14

functional assessment staging (FAST) 16
FUS 11, 69, 70, 71, 102

— G —
GABA作動薬 102
GRN 48

— K —
Klüver-Bucy 61

— L —
LPA 14, 43

— M —
MAPT 48
MAPT遺伝子変異 62
MAPT変異を伴うFTLD 9
Mini-Mental State Examination (MMSE) 16

— N —
neuropsychiatric inventory (NPI) 16
NFT-D 60
Niemann-Pick病（C型） 8
NIFID 69, 70
NINDS-SPSP 53
　―診断基準 140
NMDA受容体作動薬 104

— P —
p62蛋白 68, 70
PA 11
PGRN遺伝子変異 62, 63, 83
PGRN変異を伴うFTLD 11
PNFA 14, 38, 97
posterior cortical atrophy (PCA) 76
Presenilin-1 linked frontotemporal dementia 47, 74
PSP 36, 52, 54, 75
　―の診断基準 140

— S —
SD 8, 10, 14, 41, 63, 75, 84, 89, 97

— T —
TARDBP 67
TARDBP変異遺伝子を伴うFTLD 47, 75
TDP-43 4, 10, 39, 62, 64, 65, 68, 75, 95, 102
TDP-43プロテイノパチー 36, 62, 63, 95
TMT 31, 54
Trail Making Test (TMT) 17, 31, 54

— V —
valosin-containing protein (VCP) 67, 72
VCP変異を伴うFTLD 11

— W —
WCST 54

—数字—
2B 72
3Rタウ 8
4Rタウ 8, 49, 52, 56, 75

【著者プロフィール】

宮永 和夫 (Kazuo Miyanaga)

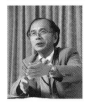
南魚沼市病院事業管理者（ゆきぐに大和病院・南魚沼市民病院）．精神保健指定医，精神保健判定医，日本老年精神医学会専門医．
群馬大学医学部精神科を卒業後，同神経医学講座講師，同保健管理センター助教授，群馬県精神保健福祉センター所長，群馬県こころの健康センター所長などを歴任，南魚沼市ゆきぐに大和病院院長を経て，現在に至る．

著書に若年認知症の臨床（新興医学出版社，2007），ステップ式認知症処方（新興医学出版社，2013），認知症ハンドブック（共著，医学書院，2013），認知症医療（共著，中山書店，2014）など多数．

© 2016　　　　　　　　　　　　　　　　第1版発行　2016年5月2日

ピック病とその仲間たち
－前頭側頭葉変性症の臨床－

（定価はカバーに表示してあります）

検印省略	著者　　宮　永　和　夫
	発行者　　林　　峰　子
	発行所　　株式会社 新興医学出版社
	〒113-0033　東京都文京区本郷6丁目26番8号
	電話　03(3816)2853　　FAX　03(3816)2895

印刷　株式会社 藤美社　　ISBN 978-4-88002-761-6　　郵便振替　00120-8-191625

- 本書の複製権・翻訳権・上映権・譲渡権・公衆送信権（送信可能化権を含む）は株式会社新興医学出版社が保有します．
- 本書を無断で複製する行為（コピー，スキャン，デジタルデータ化など）は，著作権法上での限られた例外（「私的使用のための複製」など）を除き禁じられています．研究活動，診療を含み業務上使用する目的で上記の行為を行うことは大学，病院，企業などにおける内部的な利用であっても，私的使用には該当せず，違法です．また，私的使用のためであっても，代行業者等の第三者に依頼して上記の行為を行うことは違法となります．
- JCOPY〈出版者著作権管理機構 委託出版物〉
本書の無断複製は著作権法上での例外を除き禁じられています．複製される場合は，そのつど事前に，出版者著作権管理機構（電話 03-3513-6969，FAX 03-3513-6979，e-mail：info@jcopy.or.jp）の許諾を得てください．